Wellmer

Risikolose Arzneitherapie

Risikolose Arzneitherapie

durch
gezielte, individuelle
Homöo-Therapie

43 bewährte klinische
Hauptindikationen und
zahlreiche Einzelindikationen
für die ärztliche Praxis
von A bis Z

Ausgewählt und zusammengestellt
von Dr. med. W. WELLMER

4., überarbeitete Auflage

Karl F. Haug Verlag · Heidelberg

CIP-Kurztitelaufnahme der Deutschen Bibliothek

Wellmer, Warmund:

Risikolose Arzneitherapie durch gezielte, individuelle Homöo-Therapie : 43 bewährte klin. Hauptindikationen u. zahlr. Einzelindikationen für d. ärztl. Praxis von A bis Z / ausgew. u. zsgest. von W. Wellmer. – 4., überarb. Aufl. – Heidelberg : Haug, 1986.

   ISBN 3-7760-0920-9

NE: HST

© 1975 Karl F. Haug Verlag, Heidelberg

2. Auflage 1977
3. Auflage 1978
4. Auflage 1986

Verlags-Nr. 8675 · ISBN 3-7760-0920-9

Gesamtherstellung: Pilger-Druckerei GmbH, 6720 Speyer

Inhalt

6

11

Vorwort und Einführung

Daß jeder Art von Therapie eine möglichst gründliche Diagnostik vorauszugehen hat, ist für einen Arzt, gleich welcher Fachdisziplin, eine Selbstverständlichkeit und eine Conditio sine qua non.

Tatsache ist aber, daß einer immer mehr verfeinerten Diagnostik — mit ihren übrigens oft erheblichen Kosten — eine zunehmende Verarmung und Verflachung unseres therapeutischen Vorgehens, insbesondere der Arzneitherapie, gegenübersteht.

Das mag angesichts der wahren Arzneimittelflut und der täglich neuen Angebote der Pharmaindustrie paradox klingen.

Doch ist es eine Realität, daß es trotz beachtlicher, großer Fortschritte auf bestimmten Gebieten immer mehr zu einer rein symptomatischen, palliativen Art der Behandlung gekommen ist, die oft keine echte Heilung der erkrankten Person möglich macht und sie statt dessen an die fortlaufende Einnahme von Medikamenten bindet, wie das etwa bei chronischer Obstipation, chronischen Kopfschmerzen und Migräne, chronischen Schlafstörungen, bei rheumatischen Beschwerden oder bei psychovegetativen Leiden der Fall ist, um nur wenige Beispiele zu nennen.

Dabei soll von den unbeabsichtigten Neben- und Nachwirkungen dieser modernen Medikamente nur am Rande gesprochen werden, obwohl gerade hier echte Schwierigkeiten und Gefahren auftauchen, von denen die weitverbreiteten Überempfindlichkeiten und Allergien schon eine bekannte Erscheinung sind, die uns Ärzte zu größter Vorsicht und Zurückhaltung veranlassen sollte.

Auch der ständig steigende Konsum aller möglichen Mittel, die der Schmerzbekämpfung, der Beruhigung, der Anregung, der Stuhlregulierung und der Schlaflosigkeit dienen sollen, sei nur beiläufig erwähnt.

So jedenfalls und durch eine Reihe weiterer Umstände wächst das Heer der Prämorbiden, der Halbkranken, der Patienten mit funktionellen und degenerativen Erkrankungen, aber auch der chronisch Kranken und damit der potentiellen Frühinvaliden von Jahr zu Jahr, sehr zum Leidwesen aller für die Volksgesundheit Verantwortlichen, einschließlich der praktisch tätigen Ärzte aller Fachrichtungen, die dem Ansturm der täglich zu ihnen kommenden Patientenscharen kaum noch gewachsen sind.

13

Eine echte arzneiliche Prophylaxe ist darüber hinaus mit den Methoden heutiger Arzneitherapie oft so gut wie gar nicht möglich, erst recht keine Konstitutionsbehandlung, wie sie gerade im Kindesalter von größter Bedeutung ist.

Naturheilkundliche Maßnahmen im Sinne von Kuren und Heilverfahren aller Art, einschließlich bewegungs- und übungstherapeutischer Bemühungen, sowie Ansätze zu einer lebensnahen Gesundheitserziehung und einer gesunden Ernährungslehre versuchen, eine erste Lücke zu schließen.

Es ist aber wohl nur eine Frage der Zeit, bis man einzusehen beginnt, daß im Grunde die **ganze** Skala der sogenannten naturheilkundlichen Maßnahmen zwingend in den Rahmen der therapeutischen Bemühungen um den Menschen unserer Tage hineingehören **muß**, will man sich nicht schwerwiegender Versäumnisse schuldig machen.

Doch was ist Naturheilkunde? Sagt und bedeutet sie uns heute noch etwas?

Naturheilkundliches Denken und Handeln ist im Prinzip so alt wie die Heilkunde selbst, und einer ihrer größten Meister war HIPPOKRATES, der „Vater der abendländischen Medizin".

Das **Prinzip** naturheilkundlichen Denkens und Handelns ist klar:

Es gilt, die körpereigenen Kräfte der Abwehr, der Selbstregulation und der Wiederherstellung so wirksam und so behutsam wie möglich zu unterstützen: „Medicus curat, natura sanat".

Dieses Helfen kann auf vielfache Weise geschehen, nicht zuletzt auch durch ein „natürliches", gesundes Leben, durch immer wiederholtes Üben körperlicher und geistig-seelischer Kräfte sowie durch bewußtes Fortlassen belastender und krankmachender Faktoren.

Die uns von der Natur geschenkten Heilkräfte sind — richtig dosiert — oft von unschätzbarem Wert, vom Sonnenlicht, frischer Luft und sauberem Wasser angefangen bis zu den individuell angepaßten Warm- und Kaltreizen und den oft wunderbaren Heilkräften der anorganischen und organischen Welt.

Der Mensch hat sich von jeher dieser Naturkräfte bedient, sie aber bis heute nur zu einem geringen Teil voll genutzt.

Die Homöo-Therapie HAHNEMANNs mit ihrer dem individuellen Krankheitsbild möglichst optimal angepaßten Arzneitherapie liegt ganz auf derselben Linie wie die Naturheilkunde.

14

Diese Art von naturheilkundlicher Arzneitherapie hat jedoch noch einen entscheidenden Schritt über die bekannten Methoden hinaus getan:

Es galt, wenn möglich, Einfluß zu nehmen **auch** auf die feinsten, geheimsten und in ihren Einzelheiten kaum jemals bekannt werdenden Vorgänge im erkrankten Organismus des betreffenden Individuums, um dadurch um so rascher, sicherer, umfassender, tiefgreifender und individueller helfen zu können.

Doch, **wie** sollte man jene vielfältigen, feinsttoxikologischen, chemischen, physikalischen, hormonellen und vegetativ-nervösen Vorgänge in einem erkrankten Organismus und in jeder einzelnen Phase einer Erkrankung jemals so genau erfassen können?

Und ein Zweites: **wie** sollte man, selbst wenn man diese feinsten Vorgänge und Geschehensabläufe auf irgendeine Art registrieren könnte, *hier* mit den entsprechenden, auf diese Situation als Ganzes passenden Arzneien wirksam und helfend einwirken können?

Was würden das für Arzneien sein müssen, die **diese** Vorgänge im Sinne einer optimalen Unterstützung der Heilungstendenzen des erkrankten Menschen beeinflussen könnten?

Ein solcher Weg schien und scheint, so ideal er auch wäre, von vornherein aussichtslos zu sein.

Doch der Arzt Dr. Samuel Hahnemann fand ihn bereits vor über 100 Jahren auf eine ebenso geniale wie einfache Weise:

Er erkannte, daß jede individuelle Nuance eines erkrankten Menschen, angefangen von den einzelnen organisch-körperlichen Symptomen, den subjektiven wie den objektiven, bis hin zur psychischen Reaktionsweise und darüber hinaus von der konstitutionellen Eigenart des Kranken bis hin zu den von ihm als persönliche Besonderheiten produzierten speziellen, sonderbaren und „merkwürdigen" Symptomen von unschätzbarem Wert sind, um — zumindest indirekt — auf die feinsten und geheimsten Reaktionen und Geschehensabläufe im Inneren eines erkrankten Individuums aufmerksam gemacht zu werden, sie zu erkennen und zu registrieren.

Und die dazu passenden Arzneien?

1. Er fand, daß man die Wirkung eines Heilmittels auf ungeahnte Weise verfeinern und erweitern konnte, wenn man diese „aufschloß" im Sinne einer „Potenzierung": Durch immer wiederholtes Verschüt-

teln und Verreiben und das ständige Wiederholen dieser Vorgänge bei der nächsten Verdünnungsstufe gelangte HAHNEMANN zu Arzneistoffen, die in ihrer Wirksamkeit und Breite alles bisher Dagewesene übertrafen.

Unzählige Prüfungen dieser Arzneien am Gesunden brachten eine Fülle feinsttoxikologischer Bilder an den Tag, die dem jeweiligen Mittel, seiner Wirkung auf den Organismus und seinem „Geist" entsprachen.

Diese Arzneimittelbilder stellten jeweils bestimmte Erkrankungen dar, und zwar bis hin zu den differenziertesten individuellen Symptomen, oft bis in die verborgensten psychosomatischen Zusammenhänge hinein.

Eine große Anzahl von mineralischen, tierischen und pflanzlichen Stoffen wurden so im Laufe der Zeit geprüft und dem Arzneischatz der Homöopathie eingegliedert.

2. Und **wie** soll man sich die Wirkung dieser so gewonnenen und geprüften Arzneien vorstellen?

Durch Kleinstgaben einer im grob- und feintoxikologischen Bild mit dem Krankheitsgeschehen möglichst in entscheidenden Punkten übereinstimmenden Arznei wird dem Kranken ein Reiz zugeführt, der im Sinne einer Wirkungsumkehr großer und kleiner Dosen heilend — mitsinnig wirkt, **indem er die „laufenden"** (uns im einzelnen gar nicht bekannten), **körpereigenen Regulationsmechanismen zur Wiederherstellung der Gesundheit subtil aber vielfältig herausfordernd unterstützt.**

Die Behandlung nach dem Ähnlichkeitsprinzip und potenzierte Arznei sind also die tragenden Säulen einer Homöo-Therapie nach Hahnemann.

Das also war der Weg, bei Kenntnis des Arzneimittelbildes eines Heilmittels die ganz persönliche Erkrankung eines Menschen mit einer hochdifferenzierten und dabei völlig unschädlichen, keinerlei Neben- oder Nachwirkungen aufweisenden, natürlichen und für diesen Fall passenden Arznei anzugehen, die kaum faßbaren feinsten Vorgänge krankhafter Art zu beeinflussen und so auf eine bisher nicht bekannte, höchst wirksame Weise dem **ganzen** erkrankten Menschen Hilfe zu bringen.

Mißverständnisse und Fehldeutungen, aber auch Unwissenheit und kaum verhohlene Mißachtung dieser Tatsachen, haben bisher dieser einmaligen Art der Arzneitherapie die nötige Beachtung in weiten Kreisen der Ärzteschaft versagt, von der fehlenden Anerkennung dieser Methode, die als „unwissenschaftlich" bezeichnet wird, einmal ganz zu schweigen.

Wer sich jedoch mit dieser recht schwierigen Methode einer optimalen Arzneitherapie befaßt hat und ihre Auswirkung am kranken Menschen hat sehen und erleben dürfen, der wird überrascht sein von den in diesen uns zunächst nur oberflächlich bekannten Mitteln der Natur schlummernden Heilkräften, die lediglich aufgeschlossen zu werden brauchen, um ihre ganze Heilkraft im speziellen Falle entfalten zu können. —

So auch ist es zu verstehen, wenn für **eine** klinische Indikation, sagen wir „Bronchitis", viele und sehr verschiedene homöopathisch zubereitete Arzneimittel in Frage kommen, jedes mit seinem eigenen Bild und in seiner ganz besonderen Eigenart.

Denn es gilt, in jedem einzelnen Erkrankungsfalle das für die betreffende erkrankte Person mit ihrer individuellen Symptomatik und für die jeweilige Phase ihrer Erkrankung passende Arzneimittel zu finden und anzuwenden, wie man auch für ein kompliziertes Schloß immer einen dazu passenden Schlüssel haben muß, um es öffnen zu können.

Das Ganze kann man dann, wie HAHNEMANN es getan hat, Homoio- oder Homöo-Therapie nennen, was ja nichts anderes heißt, als Ähnlichkeits-Behandlung oder Arzneibehandlung, die so weit wie nur irgend möglich der individuellen Situation des Kranken gerecht wird.

So werden Sie in vielen Fällen, und zwar immer dann, wenn die körpereigenen Kräfte überhaupt noch ansprechbar und zu beeinflussen sind, echte und rasche Hilfe bis zur vollständigen Heilung erleben können.

Das vorliegende Büchlein soll allen denjenigen Kolleginnen und Kollegen, die sich — ganz gleich welcher Fachrichtung — auch dieser Methode der Arzneitherapie zuwenden wollen, eine erste Hilfe sein. Berücksichtigt sind hier vor allem die sogenannten „organotropen" Mittel, mit denen stets begonnen werden sollte.

Die mir zugängliche Literatur von Jahrzehnten, mit all ihren bekannten und unbekannten Autoren der homöopathischen Ärzteschaft aus aller Welt, wurde zur Ausarbeitung dieses für den Arzt von heute bestimmten Indikationsverzeichnisses herangezogen und verwertet.

Wir homöopathischen Ärzte haben ja keine Geheimnisse gepachtet und keine Sonderrechte in bezug auf die Anwendung von Arzneien im Sinne HAHNEMANNS. Wir hatten Ihnen bisher nur eines voraus: wir haben uns in schwierigen und mühevollem Selbststudium mit dieser Art Arzneitherapie befaßt und sie — so gut wir es vermochten — am kranken Menschen angewandt.

Dieses Buch soll es auch **Ihnen** ermöglichen, nach diesen Grundsätzen Kranke zu behandeln und zu heilen.

Dann, so hoffe ich, wird der Tag nicht mehr fern sein, an dem auch diese Form der Arzneitherapie zum bewährten therapeutischen Rüstzeug der Ärzteschaft gehören und — zeitlos wie sie ist — ihren festen Platz im Rahmen medikamentöser Behandlungsverfahren einnehmen wird, selbst wenn die eine oder andere Frage auch weiterhin ein Geheimnis bleiben sollte, wie das Leben selbst wohl immer ein Geheimnis bleiben wird.

Bad Berleburg, im Frühjahr 1975   Der Verfasser

Vorwort zur 2. Auflage

Bereits nach gut einem Jahr wird eine 2. Auflage dieses Büchleins notwendig.

Das Interesse der Ärzteschaft für eine biologische, risikolose und individuelle Arzneitherapie nimmt offenbar ständig zu.

Wir müssen das begrüßen und alles tun, um der Homöotherapie HAHNEMANNS die Verbreitung zu sichern, die ihr gebührt. — Das vorliegende Buch soll **eine** Möglichkeit dazu sein.

Das sehr umfangreiche Gebiet der nervösen Störungen (Neurasthenie, Schlafstörungen, depressive Verstimmungen, Angstzustände, Reizbarkeit usw.), das offenbar vermißt wurde, konnte im Rahmen dieses Buches leider nicht berücksichtigt werden.

Es wird einer späteren Veröffentlichung vorbehalten bleiben müssen.

Bad Berleburg, Mai 1977   Der Verfasser

Einführung

in den Gebrauch dieses Buches

1. Die in Klammern angegebenen Potenzen sind Richtlinien und Vorschläge, die sich aufgrund der Erfahrungen vieler Autoren und homöopathisch tätiger Ärzte bewährt haben.

2. Die Wiederholung einer Arzneigabe — im allgemeinen entweder 5 Tropfen oder einer Tablette — richtet sich nach dem jeweiligen Fall. In akuten Fällen wiederholt man im allgemeinen öfter, in chronischen seltener. Bei Hochpotenzen Sonderanweisungen.

3. Homöopathische Arzneien sollten im allgemeinen möglichst nüchtern — also vor den Mahlzeiten — genommen werden.

4. Tabletten werden grundsätzlich gelutscht, Tropfen behält man, mit etwas Wasser genommen, möglichst lange im Mund, bevor man sie schluckt.

5. Besonders wertvoll sind m. E. diejenigen Arzneien, mit deren Hilfe man wirksame Prophylaxe treiben kann.

Daß man gerade auch mit Hilfe homöopathischer Konstitutionsmittel besonders im Kindesalter sehr viel Segen stiften kann, wird dem aufmerksamen Leser nicht entgehen.

6. Die wichtigsten der in diesem Buch aufgeführten homöopathischen Arzneien finden Sie am Schluß in alphabetischer Reihenfolge mit ihren charakteristischen Daten (Name, Herkunft) einzeln aufgeführt.

7. Die im Anschluß an jeden Buchstaben der **Hauptindikationen** gleichfalls alphabetisch aufgeführten „Splitter" sind wertvolle, oft bewährte **Einzelindikationen,** die wir schon deshalb dem an der Homöotherapie interessierten Kollegen nicht vorenthalten wollen, weil sie ihm trotz ihres geringen Umfanges unter Umständen wertvollste Dienste leisten können und in einer üblichen klinischen Indikationsliste im allgemeinen **nicht** aufgeführt werden.

Die homöopathische Verordnungsweise ist einfach und sieht so aus:

Nehmen wir an, wir finden unter „Angina pectoris" das passende Mittel in **Arnica,** so sind in Klammern die drei gebräuchlichsten Potenzen, nämlich 6, 12 und 30 angegeben.

Wir entschließen uns für die Verordnung der D 6 und schreiben folgendes Rezept:

Rp. **Arnica** D 6 dil. 10,0
S. 3 x tgl. 5 Tr. eine Stunde vor dem Essen.

Oder bei einer Tablettenverordnung bei einer anderen Indikation:

Rp. **Calcium jodatum** D 4 Tbl. 10,0
S. 3 x tgl. 1 Tbl.

Dort, wo die Potenzen so angegeben sind, daß es heißt (3—6), hat vom Arzt die Wahl der Potenz im Rahmen dieser Spanne zu erfolgen, also D 3, D 4, D 5 oder D 6.

Bei Hochpotenzen verordnen wir gern die Globuli. Hier geben wir pro Gabe 7 glob. in etwas Wasser gelöst, schluckweise zu trinken (und — wie immer — möglichst lange im Munde zu behalten).

1. Abort

Auch unter Berücksichtigung der verschiedensten Ursachen für einen Abort ist neben der üblichen Therapie die homöotherapeutische Mitbehandlung des drohenden, des beginnenden und vor allem des habituellen Abortes sinnvoll und öfter erfolgversprechend.

a) drohend (imminens) (in Anlehnung an KABISCH)

— durch *Schreck* und Furcht, Aufregung und sonstige psychische Insulte.
Heftige Blutwallungen.
Leitend: *Angst,* Erregung, Unruhe, Herzklopfen, *harter Puls*
Aconitum (3—4) öfter

— in der *ersten* Schwangerschaftshälfte, spez. M. III., besonders bei gesunden, vollblütigen Frauen.
Schmerz vom Rücken zur Schamgegend. Eventuell mit schon eingetretenen hellroten Blutungen.
Sabina (3—4)
drohend: stdl. 5 Tr.
Blutungen: intravenös D4

— mit krampfenden Schmerzen,
wehenartigen Zuständen,
falschen Wehen in den *letzten Monaten.*
Nicht mehr angezeigt bei schon bestehenden Blutungen!
Caulophyllum (4—6)

— *mit Krämpfen,* vom Rücken um das Becken zum Uterus ziehend, auch *falsche Wehen* in den *letzten* Monaten der Gravidität.
Große Unruhe, kann nicht stillsitzen, möchte herumlaufen: *Bewegung mildert.* Vor allem *gegen Ende der Schwangerschaft, Gefahr einer Frühgeburt!*
Das große Mittel gegen Dysmenorrhoe:
Viburnum opul. (∅—3)

— in der zweiten Schwangerschaftshälfte spez. bei mageren, elenden Frauen.
Drängen im Leib, in der Sakralgegend, *dunkle Sickerblutungen.*
Secale (6)

— erhebliche Wirkung bei drohendem oder beginnendem Abort, auch ohne spezielle homöopath. Indikation:
Senecio aureus (∅—2)
4 x 8 Tr.

— nach äußerer Verletzung (Stoß, Schlag, Fall)
mit *Wehen* und *beginnender Blutung:*
Arnica (4—6)

b) habituell

— Typisch: Kreuzschmerzen, stechend, und Rückenschwäche, allgemeine Spannungslosigkeit, Schweiße. (Vgl. Kalium-Wirkung auf

21

Corp.-lut.-Phase des Zyklus: Kalium-Spiegel steigt in Corp.-lut.-
Phase bis an maximale Grenze).
Nach der ersten ausgebliebenen Blutung beginnen!
Längere Zeit geben.
Kalium carb. (4—6)
3 x 1 Tbl.

— speziell in der ersten Schwangerschaftshälfte (M. III.)
Immer wieder bewährt.
Frühzeitig geben.
Sabina (6)

— mit krampfartigen Schmerzen vom Kreuz zum Uterus,
bei *falschen Wehen.*
Bewegungsdrang.
Viburnum opul. (2)

2. Abszeß

(siehe auch unter Furunkulose)

Den eventuell notwendigen physikalischen und chirurgischen Maßnahmen aller Art sollten die genannten arzneilichen Verfahren
parallellaufen, vorangehen oder folgen, je nach Lage des Falles, um
eine rasche und optimale Behandlung sicherzustellen.

Oft können gezielte homöotherapeutische Maßnahmen einen chirurgischen Eingriff überflüssig machen.

a) drohend

— akute, infektiöse, umschriebene Entzündungsprozesse
mit *Rötung* und *Schwellung* und *klopfenden Schmerzen:*
Belladonna (6)
($^{1}/_{2}$—1stdl. 3—5 Tr.)

— bei *zunehmender Infiltration, stechenden* Schmerzen und Ödemneigung.
Unverträglichkeit von Hitze! Kühles und *Kaltes lindert.*
Apis (3—6)
(mehrm. tgl. 5 Tr.)

— in derselben Phase, aber *ohne* Ödem. Klopfender Schmerz mit *Splittergefühl.* Hier *Wärmebesserung!*
Ein Haupteiterungsmittel.
Kann u. U. in höheren Potenzen die Eiterung verhindern (D12), *in niedrigen Potenzen (D2—3) fördert es die Reifung und Einschmelzung.* Äußerst empfindlich gegen Schmerzen, Berührung und Kälte!
Hepar sulf. (2—12)

b) zur Förderung der Reifung

— bei schon eingetretener Eiterung, nächtlicher Verschlimmerung, Wärmeintoleranz, nicht erleichternd. Schweißen:
Mercur. sol. (6)
(2stdl. 1 Tbl.)

c) bei Verzögerung von Reifung und Durchbruch

— fördert rasch die Reifung und führt oft zur Spontanöffnung (Haut, Unterhautzellgewebe, Drüsen) („homöopathisches Messer")
Myristica sebifera (3—6)
(1—2stdl. 5 Tr.)

d) bei „bösartigem" Verlauf

— Neigung zu septischem Verlauf, zu Gangrän und Phlegmone.
Brennschmerz.
Geschwüre flach, in die Breite gehend, blutend, brennend.
Scharfe, übelriechende Sekrete.
Geschwürsgrund blau bis schwarz, speckig.
Große Unruhe und Angst. Viel Durst.
Verschlimmerung um Mitternacht.
Arsenicum alb. (12)
(2—3stdl. 5 Tr.)

— *Hauptmittel* bei malignem, septischem Verlauf mit *lokaler Zyanose;*
Geschwüre blau oder livide mit sehr empfindlichen Rändern, stinkend, leicht blutend. Haut äußerst berührungsempfindlich.
Lachesis (12—15) dil.
3—4 Gaben

e) bei anderen Verlaufsformen

— bei *röhrenförmigen Abszessen* und Fisteln, auch im Zahn-Kieferbereich, auch mit Sequestern.
Wärmebesserung.
Schlimmer abends und nachts.
Eiter dünnflüssig, teilw. ätzend.
(nach SCHWARZHAUPT)
Silicea (4—6)

— bei Abszessen *mit unerträglichen Schmerzen* (lindert sehr nach STAUFFER), heftig brennend. Zwingen zum Herumlaufen. Livide bis schwarze Ränder d. Umgebung. Eiterungsprozeß stockt, Sepsis droht. Dunkle Schorfe bilden sich. Hohes Fieber.
Tarantula cubensis (6—12)

— bei langwierigem Eiterungsprozeß am Bindegewebe jeder Art mit großen Eiterbeulen, die stark absondern und schlecht heilen wollen.
Wirkt tiefer als Hepar sulf., folgt ihm gut.
Calcium sulf. (3—6)

— *sterile,*
aufgrund eines allergischen Geschehens,
bewährt!
Ledum pal. (4)

f) Zur Ausheilung und zur optimalen Narbenbildung

— Hier ist das Mittel der Wahl,
Wärme bessert:
Silicea (6) Tbl.
3 x tgl. 1 Tbl.

3. Adenoide Vegetationen

Oft genügen die bekannten Mittel, um den Beschwerdekomplex langsam aber sicher zu beheben, auch ohne Adenotomie.

Wichtiger noch ist die damit verbundene Allgemeinbehandlung, so des lymphatischen Typs, der Skrofulose, der Infektanfälligkeit und der mangelhaften oder verzögerten Entwicklung der Kinder.

In jedem Falle aber sollte man — ist eine Adenotomie vorgesehen und unaufschiebbar — die genannten Mittel je nach Lage des Falles vorangehen oder folgen lassen.

— mit retronasalen Reizzuständen, mit viel Räuspern und nächtl. Husten, ohne zu erwachen:
  Corallium rubr. (6)

— als *Hauptmittel,*
  besonders gut reagieren die *Kalktypen* (Calcium carb. und Calc. phos.)
  Calcium jod. (3—4)
  (3 x tgl. 1 Tbl.)

— mit Verschwellung der Nasenmuscheln und chronischem Schnupfen:
  Ammon. carb. (3)
  im Wechsel mit *Calcium jodatum* (s. oben)

— mit Erkältungsneigung, ständiger Schwerhörigkeit und rezidivierenden Otitiden:
  Barium carb. (12)

— pastöser Kinder mit nächtlichen Kopfschweißen:
  Calcium carb. (12)
  (2 x tgl. 1 Tbl.)

— graziler Kinder mit schwammigen, blassen Tonsillen:
  Calcium phos. (3—6)

— vor allem mit Hyperplasie der Rachenmandeln:
  (bewährt)
  Agraphis mutans. (3)

— bei Lymphatismus und Skrofulose, geistig und körperlich zurück-
gebliebene Kinder, große Erkältlichkeit, häufige Anginen,
Schwerhörigkeit:
Barium jod. (4)
im Wechsel mit *Barium carbonic.* (12)

— mit Schwerhörigkeit bei hartnäckiger Skrofulose, starker Erkältungsneigung, empfindlichen, geschwollenen Halslymphknoten:
Hepar sulf. (6—12)

— bei Skrofulose und lymphatischer Konstitution mit großer Erkältungsneigung, Anginarezidiven, chron. geschwollenen Tonsillen,
skrofulösem Stockschnupfen und Mundatmung:
Lycopodium (6—12)
(2 x tgl. 1 Tbl.)

— bei auffälliger Schwellung der regionären Lymphdrüsen und
chronischer Tonsillenhyperplasie (Jodwirkung).
Öfter auch Foetor ex ore, widerl. Speichelfluß, Nachtschweiße
und Wärmeverschlimmerung (Bett) (Merkurbild):
Mercurius bijod. (4)

4. Adnexitis

(vorwiegend nach KABISCH)

Wenn die — oft nicht leichte — Diagnose geklärt ist (man denke
nur an die Appendizitis und Peritonitis aus anderer Ursache), kommt
außer der bekannten Allgemeintherapie (strenge Bettruhe, Fasten,
Stuhlregulierung, Packungen) eine Reihe sehr bewährter Homöotherapeutika in Frage, angefangen von den nicht zu entbehrenden
schmerzstillenden Mitteln bis zu dem in dieser Situation jeweils passenden homöopathischen Einzelmittel.

Gerade bei der medikamentösen Behandlung der Adnexitis ist nach
KABISCH die Homöotherapie der Therapie der Schule weit überlegen,

zumal Sulfonamide und Antibiotika bei der akuten Adnexitis in der Regel versagen.

a) Schmerzlindernde Mittel

— Zusammenkrümmen vor Schmerzen typisch. Unerträgliche, kolikartige Schmerzen im Unterleib, anfallsweise (!), besser durch starken Gegendruck (Stuhllehne).
Schneidende Schmerzen in den Ovarien, Wärmebesserung.
Schlimmer durch Bewegung.
Colocynthis (3—4)
öfter

— Krämpfe und Koliken an allen Leibhohlorganen, Krampfdiathese.
Wärme und Gegendruck bessern.
Schmerzen haben intermittierenden Charakter.
Magnesium phos. (3—6)
(5 Tbl. in Eierbecher heißen Wassers, schluckweise).

— krampfartige Schmerzen, besser durch Rückwärtsbeugen (!) oder Aufrechtstehen, auch durch Druck auf den Leib.
Dauerschmerzen!
Abdominelle Krampfdiathese.
Dioscorea (2)
öfter, auch nachts.

— das bewährte Mittel bei Dysmenorrhoe mit dumpfen, tief im Becken sitzenden Schmerzen, zu den Oberschenkeln ausstrahlend.
Kann kaum still sitzen.
Große nervöse Unruhe.
Oft von ausgezeichneter Wirkung:
Viburnum opul. (∅—2)
alle 1—2 Std.

b) die eigentlichen Entzündungsmittel

acuta

— Beginnende Prozesse und initiale Fieberzustände mit kongestiver Hyperämie, spez. bei plethorischen, vollblütigen Frauen.

Kolikschmerzen, besser durch Rückwärtsbeugen (!):
Belladonna (4—6)
mehrm. tgl. 5 Tr.

— septische Erscheinungen mit pelveoperitonitischer Reizung.
Leitend: große Berührungsempfindlichkeit des Leibes!
Kranke sehr erregt.
Linke Seite bevorzugt befallen.
Schläft sich in die Verschlimmerung hinein.
Lachesis (12)
besser als s.c.-Injektion

— gute Wirksamkeit bei akuter und subakuter A., auch ohne das Vorliegen des typ. Mercur.-Arzneibildes (übelriechende klebrige Körperschweiße, nächtl. Verschlimmerung etc.).
Sehr oft hilfreich:
Mercur. bijod. (4—6)

subacuta und chronica

— bei gesicherter Diagnose hilft auch in diesem Stadium oft — wie oben angedeutet
Mercur. bijod. (4—6)
2 x tgl. *vor* dem Essen.

— Mittel wird gern im Wechsel mit Mercur gegeben.
Wirkt auf die bestehende Venostase im Becken (mit Prolapsgefühl) und fördert dadurch eine „biologische Resorption".
Großes Frauenmittel!
Typisch: scharfer, wundmachender Fluor, brennende, empfindliche Scheide, übelriechende Schweiße.
Sepia (3)
1—2 x tgl. *nach* Tisch.

— mit scharfem, wundmachendem Ausfluß (Sepia) und stark geröteten Körperöffnungen (Vulva). Direkte Beeinflussung subakuter und chronischer Unterleibsentzündungen.
Kühle bessert!

Großes Reaktions- und Stoffwechselmittel.
Sulfur (6—12)

— wirkungsmäßig dem Schwefel ähnlich, aber wärmeliebend! (Kalk). Fördert in tiefen Potenzen die Reifung eitriger Prozesse, deshalb hier (Leibeshöhlen) *nicht* tief dosieren! Dann kann man oft gute Wirkung sehen (KABISCH).
Hepar sulf. (15)

chronica

— heilt besonders bei chronischen, schleichenden, auch septischen Prozessen durch Hyperämisierung des kleinen Beckens.
Wärmebesserung typisch.
Kälte und Nässe verschlimmern alles.
Thuja (3—4)

— hat starke Wirkung auf das Mesenchym (Stärkung der Abwehr und der Heilungsvorgänge).
Beeinflußt ausgezeichnet subakute und chronische Adnexitiden, besonders bei Vorliegen des typischen Jod-Arzneimittelbildes:
innere Unruhe, Bewegungsdrang, Angst, Grundumsatzsteigerung. Heißhunger, Tachykardie, Drüsenschwellungen, Hitze- und Fiebergefühl. Wärmeverschlimmerung! Bei der Adnexitis sind auch durch niedrige Potenzen keine nachteiligen Wirkungen auf die Schilddrüse zu befürchten (KABISCH).
Jodum (4)

— bei chronisch-exsudativen Prozessen sehr gut resorbierend, eine kombinierte Wirkung von Schwefel und Jod.
Bewährt.
Sulfur jod. (6)
2—3 x tgl. 1 Tbl.

— mit Para- und Perimetritis mit Neigung zu Abszeßbildung. Frostschauer, lästige, klebrige Schweiße, Verschlimmerung nachts und in Bettwärme. Fluor brennend, eitrig, wundmachend (STAUFFER).
Mercur. sol. (15) Tbl.
einige Gaben

5. Akne vulg.

Diese für die meist jungen Patienten sehr lästige und bedrückende Erscheinung läßt sich — vor allem in ihren Anfangsstadien — sehr gut homöotherapeutisch behandeln, wenn man das Simile gefunden hat und eine kurgemäße Behandlung erfolgt.

Schwierig ist es, die ausgeprägten und fortgeschrittenen Fälle der Akne papulo-pustulosa, der A. indurata und conglobata und der A. necroticans zu behandeln. — Ein Versuch mit Homöotherapie lohnt sich jedoch immer.

— allgemein als Basistherapeuticum gern benutzt, großes Hautmittel: Haut trocken, schmutzig aussehend. Jucken und Brennen. Meidet Kaltwaschen, weil nicht vertragen. Schlimmer in Bettwärme:
Sulfur (6—12)

— ähnlich, aber durch seinen Jodanteil bzw. Calcium-Anteil mit besonderer Wirkungsrichtung:
Sulfur jod. (6)
und **Hepar sulf.** (6)
(menstrualis, spez. d. Rückens)

— bei *fetter,* unsauberer *Haut* mit Komedonen, zum Schwitzen neigend, auch fettem Haar:
Selenium (3—30)

— des *Gesichtes,* Hauptmittel:
Arsenicum jod. (4)

— in der Pubertät, vor der Regel;
ein wichtiges Mittel bei allen chronischen Hautausschlägen. Schweißneigung, sauer, stinkend:
Sepia (4—10)

— und Komedonen der Mädchen im Pubertätsalter oder:
„Akne seit Beginn der Regel", selbst schwere Formen (A. conglobata), wenn entspr. Natr.-mur.-Bild vorliegt.
Natrium mur. (3—6)

— besonders in den Entwicklungsjahren, auch mit Pusteln und Papeln:
Kalium bromat. (3)

— mit Papeln und Pusteln, besonders *Gesicht* und *Rücken:*
Kalium jod. (3)

6. Alters-Erkrankungen

(Alters-Störungen)

Selbst wenn hier nur eine kleine Auswahl der Alterserkrankungen und Altersbeschwerden Erwähnung finden kann — Arteriosklerose und Apoplexie sind ohnehin gesondert aufgeführt —, so stellen die angegebenen Indikationen doch ein sehr dankbares Feld für eine gezielte Homöotherapie dar.

Ganz besonders wichtig ist die *frühzeitige* Behandlung der genannten Störungen. *So* kann auf diesem bis vor kurzem stark vernachlässigtem Gebiet homöotherapeutisch manches getan werden, um den alternden Menschen in vieler Hinsicht zu helfen, gerade auch bei beginnenden oder sich abzeichnenden pathologischen Alterungsprozessen.

Daß man allgemeine Maßnahmen wie Ernährung, Bewegung, geistig-seelische Aktivierung und Vitalstoffgaben dabei nicht vernachlässigen sollte, versteht sich von selbst.

— *brand, trocken* (!), mit großer *objekt. Kälte* der Körperoberfläche, *wegen starken inneren Brennens* wird aber Zudecken *nicht* vertragen.
Gefäßkrämpfe, Parästhesien und Blutstauungen mit Extravasaten sind typisch.
Secale (4)

31

— *bradykardie*, auch Herzblock und Aortenaneurysma.
Größte Hinfälligkeit!
Herzklopfen bei Linksseitenlage, Zerebralsklerose mit Schwindel:
Drei sehr wichtige Mittel:
Barium carb. (15) Tbl.
1—2 x wö. (!)
Barium mur. (4—6) Tbl.
2 x tgl.
Barium jod. (6) Tbl.
1—2 x tgl., lange.

— *demenz, beginnende,* vor allem, wenn *plötzlicher Stumpfsinn* und verstörter Ausdruck:
Natrium mur. (25) Tbl.
6 Tage lang 1 x tgl.

— *diarrhoen, mit Verstopfung wechselnd.*
Stühle unverdaut, stark erschöpfend. Zunge dickweiß belegt.
Druck, Übelkeit, Völle.
Antimon. crud. (4—6)

— *gangrän,* feucht (auch als Folge von Diabetes, aber ohne Einfluß auf den Blutzucker) Jucken, Hitzegefühl, Brennschmerz. Sekrete scharf, ätzend, stinkend. Blutungsneigung, Kachexie.
Kreosotum (4—6)

— *gangrän,* Wunden werden brandig, missfarbenes, *stinkendes Sekret,* Geschwüre reaktionslos.
Umgebung blaurot, gedunsen, äußerst *empfindlich gegen Druck und Berührung.* (auch Verbände!)
Blutungsneigung.
Lachesis (12—15)
rel. selten, 2—3 x wö.

— *husten*
asthmatisch, fast ständig, trocken, mit Kitzel in Brust und Hals, *schlimmer nachts,* bei Niederlegen, mit Herzklopfen bei Husten und bei geringster Anstrengung. Auswurf nur nach langem Husten. Schwindel, schlechter bei Seitswärtsdrehen das Kopfes.

Zittern, unsicherer Gang. Große Denk- und Gedächtnisschwäche, uninteressiert, deprimiert. Schwitzen beim Einschlafen.
Conium (6)

— *husten*, krampfartig, trocken, erstickend (!), mit Würgen und Brechen.
Verlangen nach bewegter (!) frischer Luft.
Schlimmer: nachts im Bett, von Kälte und Temperaturwechsel.
(Herzpatienten, Emphysematiker)
Carbo veget. (6—8)

— *Herz*, Herzmuskelschwäche, Arteriosklerose, Koronarsklerose. Große innere *Angst*, vom Herzen ausgehend. Viel Herzklopfen. Allgemeine Schwäche und Zittrigkeit. Hypertonie.
Barium mur. (6—8)
(= chloratum)

— *Herz* bei Arteriosklerose mit harten, klopfenden Herztönen bei Herzmuskelschwäche („Baryttöne"), Schwindel, Gedächtnisschwäche, Schlaflosigkeit. Auch Dementia senilis.
Barium carb. (6)
oder **Barium jod. (4)**
beide länger geben (Monate)
Bessern subjektiv erheblich.

— *Herz*, mit Hypertrophie und Extrasystolen. Hitzewallungen, Kopf gerötet oder zyanotisch. Druck in der Herzgegend mit Wallungen und Angst. Roter Hockdruck, Stenokardien.
Psychisch: Angst, Reizbarkeit und vor allem Depressionen (30).
Aurum met. (6)
auch: **A. colloidale (6)**
(nach STIEGELE)
oder: **A. jodatum (6)**
(spez. bei Arteriosklerose nach STIEGELE)

— *Herz*, mit Hypertrophie oder Dilatation mit vor allem nächtl. Anfällen von Angina pect., Hypertonie, Arteriosklerose, Herzmuskelschwäche.
Allgemein: Zerschlagenheitsschmerz, überempfindlich gegen Schmerzen. Bett erscheint zu hart. Weniger wirksam bei ausgesprochener Koronarsklerose.

Arnica (6)
3 x tgl. 5 Tr. vor Tisch.

— *jucken* (eine Auswahl)
besonders nachts mit Schlaflosigkeit, Spinnwebengefühl im Gesicht. Trophische Hautstörungen, Haarausfall, Abmagerung. Kratzen lindert nicht!
Barium carb. (6—8)

— —, mit Hitzegefühl und Brennen, besonders nachts. Wärme unerträglich. Kälte bessert (kaltes Wasser).
Acid. fluor. (6)
(= hydrofluoricum)

— —, mit kalter, trockener Haut, fehlender Schweißbildung.
Alumina (6)

— —, mit Brennen. Trophische Störungen der Haut.
Kälte verschlimmert.
Kreosotum (6—12)

— —, mit kalter, welker, trockener Haut und Taubheitsgefühl.
Lycopodium (10)

— —, bei welker, trockener Haut, Kratzen bessert *nicht*.
Silicea (6—12)

— —, allgemeines, Kratzen macht Quaddeln, bewährt.
Mekonium (6)

— —, Haut trocken, rauh, schuppend, blaß, fahl oder wächsern-kühl,
(nach DEICHMANN)
Arsenicum alb. (6—12)

— *Schlaflosigkeit* mit Schwindel, Gedächtnisschwäche, auch seniler Demenz, Arteriosklerose und Altersherz.
Zittern, Schwäche, Mißtrauen, Scheu und Verdrießlichkeit. Allgemeine Hinfälligkeit.
Verlangen nach Wärme, warmer Kleidung.
Barium carb. (12)

34

— — mit Gedächtnisschwäche, vorzeitiger Alterung, Schwindel und Depression, Konfusion, reizbarer Schwäche und Menschenscheu. Hastigkeit. Wallungen, Kongestionen, Erregung. Nervös, erschöpft, überreizt.
Ambra (4—6)

— *Schwerhörigkeit,* besonders für die menschliche Stimme (Otosklerose)
Bei längerem Gebrauch bewährt.
Phosphorus (6—12)
1 x tgl.

— *Schwindel,* schlechter bei Seitwärtsdrehen des Kopfes und Wenden im Bett.
Denk- und Gedächtnisschwäche, Zittern.
Conium (6—12)

— —, Gehirn wie locker, Kopfschmerz, Gedächtnisschwäche, weiß nicht was er gerade gesagt hat.
Schlaflosigkeit, aber Tagesschläfrigkeit, Zittern, Hinfälligkeit.
Barium carb. (12)
oder **Barium jod.** (6)

— — „eines der besten Mittel"
Phosphorus (12—15)

— *Beschwerden,* große Vergeßlichkeit, langsame Sprache. Schweiße, Salivation, Sabbern und Tremor (vgl. Mercurialism.). Nächtl. Verschlimmerung.
Frostigkeit und sehr empfindl. gegen Temperaturunterschiede.
Mercur. sol. (15—30)

— *Mittel,* speziell bei Schwindel, Gedächtnisschwäche, zu frühem Altern! Arteriosklerose, Schwäche, Konfusion, Hastigkeit, Depression.
Reizbare Schwäche, Menschenscheu.
Ambra (4—6)

— *Mittel,* eines der wichtigsten, verliert sein Selbstvertrauen, obgleich im Besitz beachtl. Fähigkeiten. Wirkt auch auf Knochen, Bindegewebe, Fisteln und Narben.

Neigung zu chron. Erkältungen.
Silicea (6—12)

— — wichtig nach MEZGER, weil gefäß- und bindegewebswirksam, auch thromboseverhütend (!) Barium carb. folgt gut.
Magnesium fluor. (12)
(morgens eine Tabl.)

7. Anal-After-Beschwerden

Eine sorgfältige klinische Untersuchung zum Ausschluß entzündlicher oder gar tumoröser Prozesse des Analringes, des Rektums, des Sigmoid oder der Prostata hat unbedingt vorauszugehen.

Fisteln dürften wohl stets chirurgisch zu behandeln sein.

Sonst aber leistet gerade bei diesen oft sehr schwer zu beeinflussenden Funktionsstörungen des Afters und der Analregion die Homöopathie manchmal Erstaunliches.

After-Inkontinenz

— Durchfälle, unverdaut, dünngelb, auch *blutig-schleimig. Stuhl geht unbemerkt und unfreiwillig mit jedem Flatus ab, bei jedem Flatus wird die Wäsche beschmutzt* (vgl. Aloe).
Oleander (6)

— Rektum wie mit einer schweren Flüssigkeit gefüllt. *Schließmuskelschwäche: der After ist unzuverlässig, gefühllos.*
Stuhl geht unfreiwillig und unbemerkt ab, oft mit Flatus und Urin.
Viel heiße Blähungen, zumeist mit Stuhl abgehend.
Neigung zu wäßrigen, stinkenden, wundmachenden *Durchfällen,* fortschießend, plötzlich, besonders frühmorgens oder nach dem Essen.

Typisch: große Schwäche, kalte klebrige Schweiße und Ohnmachtsanwandlungen nach Durchfällen.
Sehr wichtiges Mittel — (nach STAUFFER)
Aloe (6—12)

— *schwersten Grades:*
beim Urinieren geht gleichzeitig Stuhl ab. Mittel größter Schwäche und brennender, zu Prolaps neigender Hämorrhoiden (nach STAUFFER).
Acid. mur. (6—12)

Analprolaps

— Neigung dazu *bei jedem Stuhlgang,* z. B. bei Frauen und schwächlichen Kindern.
Wie bei Nux vomica besteht häufiger Stuhldrang, statt des Stuhles oder mit ihm fällt der Mastdarm vor.
Patient fürchtet sich daher, zu pressen. Nach dem Stuhl zusammenziehender heftiger Schmerz über 1—2 Stunden! (vgl. Acid. nitric.: derselbe Schmerz bei Fissuren).
Ignatia (6)

— bei profusen, wegschießenden, stinkenden Durchfällen („Hydrantenstühle"), die vor allem frühmorgens aus dem Bett treiben, meistens schmerzlos.
Evtl. schon vor der Entleerung, auch bei Husten, Niesen, Pressen.
Podophyllum (6—12)

— hartnäckig, bei Neigung zu Analfissuren mit heftigen, nach Stuhl stundenlang anhaltendem Schmerz. Übelriechendes Afternässen.
Auch Neigung zu scharfen, brennenden, stinkenden Durchfällen mit Tenesmen.
Acid. nitric. (3—6)

— bei unterleibsschwachen Frauen mit Senkungsbeschwerden.
Sepia (3—6)

— bei Obstipation und Neigung zu Aftervorfall *bei jeder Anstrengung* (Heben, Stuhlgang).
Ruta (3)

— zu nachhaltiger Kräftigung des Bindegewebes.
Silicea (6)

After-Rhagaden

— mit lange anhaltenden Schmerzen nach dem Stuhl.
(vgl. Acid. nitr.: derselbe Schmerztyp bei Fissuren)
Phosphorus (6)

Anal-Fissuren

— Stuhl hart, knollig, schleimbedeckt. Oft Analekzem.
Graphites (12)
2 x wö. (!) 1 Tbl.
oder (4—6) 1—2 x tgl.

— und -fisteln:
After stets nässend, feucht, empfindlich, brennend, juckend, beißend.
Paeonia (3)

— mit Austreibungsschwäche und heftigen Schmerzen, sog. „Jojo-Stuhl", schlüpft wieder zurück wegen Austreibungsschwäche.
Silicea (6)

— mit Splitterschmerz nach Stuhl, stundenlang anhaltend, geht ruhelos umher,
bei übelriechendem Afternässen, bei stinkenden, brennenden Durchfällen, oft auch blutende Hämorrhoiden.
Acid. nitric. (3)

— After feucht, geschwollen, stechend, juckend.
Auch brennende Hämorrhoiden. Häufig erfolgloser Stuhldrang.
Causticum (12)

Anal-Jucken

— besonders nachts,
auch der Vulva, speziell der Alten. Reizbar, nervös, Gedankenzudrang. Schmerzüberempfindlich.
Coffea (6—12)

— besonders abends und nachts, schlimmer durch Bettwärme. Dabei allgemeine Frostigkeit und Nachtschweiße.
Mercur. solub. (4)

— bei feuchten Absonderungen vom Rektum, auch mit Ekzemen.
Anacardium orientale (12)

— schlimmer in Hitze und in Bettwärme, auch Ekzeme.
Graphites (6—12)

— mehr nervöser Art, After wie zusammengeschnürt,
heftiges Jucken und Kribbeln.
Ignatia (4—6)

Anal-Ekzem

(siehe im übrigen unter „Ekzem")

— eines der wichtigsten und wirksamsten Mittel:
nässend, krustig, juckend, mit z. T. honigartigen Absonderungen.
Wundheitsgefühl am After.
Brennende, schmerzende Schrunden.
Graphites (12)

— „schrecklich juckend", spez. nachts. Gefühl eines Pflockes im Darm,
Mittel des Neurasthenikers.
Anacardium orientale (12)

— mit juckenden, brennenden Eruptionen des perianalen Gebietes. Knötchen, Bläschen, Quaddelbildung mit nachfolgender Abschuppung, schlimmer durch Kratzen, besser (!) durch Kälteanwendung. Heilung setzt im Zentrum der Hautrötung ein und hinterläßt eine ringförmige pigmentierte Zone für längere Zeit (nach DRINNEBERG).
Berberis (3)

— *nässend* (vgl. Skrotalekzem):
Croton (6)
3 x 5 Tr.

Anal-Krampf

— wie von einer Schnur hochgezogen.
Plumbum (6)
1—2 x tgl.

Anal-Fisteln

— neben und nach der chirurgischen Behandlung sind zur Verhütung
einer Eiterung
Mercur. sol. (6)
bei Wärmeunverträglichkeit (Bett) und — bei Wärmebedürfnis —
Hepar sulf. (15)
angezeigt.
Außerdem oft bewährt:
Argent. met. (10)
als s.c.-Injektion 2 x wö.

— nach Inzision oder Perforation eines Eiterherdes oder zur raschen
Wundheilung nach operativem Eingriff
Silicea (6)

8. Angina pectoris

(In Anlehnung an GAWLIK und WINCKLER)

Der Homöotherapie steht eine Reihe ausgezeichneter, nicht mehr
zu entbehrender Mittel zur Behandlung dieses oft schwerwiegenden
Leidens zur Verfügung.

Bei einer ständigen Zunahme der Koronarerkrankungen ist nicht
nur die Behandlung der Anfälle aller Schweregrade, sondern auch die
Intervallbehandlung und die Prophylaxe von größter Bedeutung.

Bemerkenswert ist die mit dieser Therapie verbundene Mitberück-
sichtigung der *Ursache*, wie die des Tabak- und Alkoholmißbrauches,
der Herzüberanstrengung akuter und chronischer Art, der Koronarsklerose und der Atheromatose, aber auch psychischer Irritationen wie
Schreck, Angst, Aufregung, Kummer und Sorge.

Die hier aufgeführten Mittel mit ihren speziellen Indikationen stellen eine wesentliche Bereicherung unserer für diese Erkrankung in Frage kommenden Medikamente dar.

— Sehr schmerzhaftes Druckgefühl in der Herzgegend oder — in schweren Fällen — „rasende" Schmerzen am Herzen, *mit Ausstrahlung in den linken Arm. Herz wie gequetscht, Beengung mit Angst.* (In schweren Fällen auch: Gesichtsblässe, kalter Schweißausbruch, kalte, blasse Hände, Erbrechen und unfreiwillige Stühle — nach v. Hartungen).
Allgemeine Überempfindlichkeit gegen Schmerzen, gegen jede Berührung.
Bett erscheint zu hart! Jede Erschütterung ist unerträglich.
Puls erst beschleunigt, später schwach, aussetzend.
Allgemein: Zerschlagenheitsschmerz!
Folgen von Herzüberanstrengung, akut u. chronisch, von *Herzhypertrophie* und *-erweiterung,* von *Nikotinabusus* spez. akutem, auch bei *Altersherz* wirksam (weniger wirksam bei ausgespr. Koronarsklerose!)
Besonders auch *nächtliche Anfälle.*
Ein Mittel von „unschätzbarem Wert".
Arnica (6, 12, 30)
Im Anfall: (6, 12 oder 30), kumulativ, 10 Tr. in heißem Wasser, alle 5—10 Min., bis zum (warmen) Schweißausbruch;
oder (bei vegetativen Herzanfällen)
(30) als s.c.-Injektion an betr. Herzpunkte.
Prophylaktisch: (6), 3 x tgl. 5 Tr. eine Stunde vor Tisch,
oder: (12 oder 30), bei Arteriosklerose abends (10—5 Tr.)
Zur Infarktnachbehandlung: (12)
1 x tgl.
„das wichtigste Mittel".

— mit Herzschmerz, krampfend, stechend, zum linken Arm ausstrahlend, mit *Parästhesien und lähmungsartiger Schwäche des Armes; Herzangst und höchste Unruhe.*
Typisch: Atemnot, kann kaum atmen, muß sich setzen. *Voller, harter* Puls! Trockene Haut.
Aconitum (6)

— mit plötzlich auftretenden A.p.-Anfällen mit schneidenden Schmerzen und Krampf am Herzen.
Zusammensinken mit *Kollaps* oder Präkollaps, mit *kaltem Stirnschweiß, Kälte* und *Blässe.*
Würgen, Brechreiz und Erbrechen, Puls wird unregelmäßig mit Extrasystolen, später klein und fadenförmig.
Zyanose, Unruhe, Angst.
Neigung zu Durchfällen u. Muskelkrämpfen, spez. der Waden.
Veratrum album (4—6)
$^1/_4$—$^1/_2$stdl. 5 Tr.
oder — als Tinktur — ($\varnothing$) lokal einige Tropfen einreiben,
oder 10 Tr. in heißem Wasser gelöst als Kompresse.

— mit *vorwiegend nächtlichen schweren Anfällen mit heftigen Brennschmerzen und Todesangst.* Wird regelmäßig zwischen 12 und 3 Uhr wach mit starkem Brennschmerz in der Herzgegend. *Große Schwäche.* Wirft sich in Todesangst hin und her, Schmerzen werden unerträglich.
Bewegung verschlimmert, kann trotzdem nicht ruhig bleiben.
Rascher Verfall!
Atemnot. *Haut kalt, blaß, klebrig.*
Großer *Durst* bei innerer Hitze.
Bild des drohenden Asthma cardiale und der „großen weißen Angst".
Sehr hilfreich auch in der Intervallbehandlung und Prophylaxe obiger nächtl. Anfälle.
„Das dramatische Mittel".
Arsenicum alb. (12, 30)
Im Anfall: 30, in häufigen Gaben, bis Rötung und Wärme, Beruhigung und Schlaf.
Im Intervall und prophylaktisch:
12 oder 30, gut im Wechsel mit Arnica und Lachesis.

— mit heftigem Brustschmerz und fast vollständiger Lähmung des linken Armes. Kollapsneigung und Eiseskälte der Haut, spez. der Extremitäten. Todesangst. Brettharte Muskelverspannung (Bauch). Sehr schlechter Puls, kalter Schweiß, Blutdruckabfall, Angst. Mühsame Atmung (WINCKLER).

42

Ausgesprochene Wirkung auf die Gefäßnerven des Herzens.
„Hervorragend bewährt".
Latrodectus mact. (8)

— mit *schwerstem Kollapssyndrom* (ähnlich Veratrum),
wenn das *Gesicht schon blau wird.*
Starkes Röcheln auf der Brust:
Beginnendes Lungenödem.
(Bereitschaftstasche!)
Acid. hydrocyanic. (6)
5—10minütl. 5 Tr.

— mit *hochrotem Kopf* (Kongestion),
vollem, gespannten Puls,
heftigem *Pulsieren,* durch den ganzen Körper gehend!
Starkes Herzklopfen. Hitzeempfindungen. Vergrößerungsgefühl
am Herzen. Angstgefühl, Krampf auf der Brust, Schmerzen strahlen nach allen Seiten aus.
Typisch: Heftigkeit und plötzliches Auftreten der Beschwerden.
Wärme, Sonnenhitze und Alkohol verschlimmern ausgesprochen!
Besserung im Freien (Frischluft, Kühle).
Ätiologisch öfter Alkoholabusus. Ruhestellung bessert.
Glonoinum (3, 6, 8, 30)
Im Anfall: (2—3) 3 Tr. auf Zucker.
Im Intervall: (6, 8 oder 30) 1—2 x tgl.

— mit Herzkrämpfen und Herzangst, *Elendsgefühl,* großer Unruhe,
Gesichtsblässe und *eisiger Kälte, kalten Schweißen,* auch Stichen in
der Herzgegend, zum Rücken, linken Arm und linker Halsseite
ausstrahlend.
Obere Brust wie zusammengeschnürt, Atemnot, Erstickungsanfälle,
Herzrasen, Schwindel, *Übelkeit,* Ohrensausen.
Häufig nächtliche Anfälle.
Zimmerwärme verschlimmert, kühle Luft und Erbrechen bessern.
Oft starke Raucher!
Tabacum (4, 6, 12, 30)
im Anfall: 30, 10minütlich,
prophylaktisch: 4, 6 oder 12.

— mit heftigsten Schmerzen, großer Angst, muß die Kleider öffnen.
Blaue Lippen, kalte Schweiße, Atemnot, Ohnmacht beim Aufrichten.
Erbrechen und Durchfall.
Kalte Schweiße, kleiner Puls. (Kollapsneigung, vgl. Veratrum)
Vipera berus (15—30)

— mit *nächtlichem Erwachen mit Herzanfällen:* krampfartige Beklemmung in der Herzgegend, Zusammenschnüren an Brust und Hals, Taubheitsgefühl des linken Armes. Stürmische, unregelmäßige Herztätigkeit.
Ängstlich, übererregt.
Früh nach Schlaf alles schlimmer,
erwacht mit Beschwerden.
Schläft sich in die Verschlimmerung hinein;
Herzanfälle in den früheren Morgenstunden (nach GAWLIK).
Jede Beengung am Hals und in der Herzgegend ist unerträglich.
Wärme und Schwüle verschlimmern.
Lachesis (10—12)

— mit stärkstem Schmerz, wie mit glühendem Eisen ins Herz gebohrt, ausstrahlend in die linke Schulter, linke Schläfe, linken Arm, linke Hand, spez. beim Erwachen (Lachesis).
Auch Herzklopfen, Angst, kalte Extremitäten (aber kein kalter Schweiß!).
Zusammenschnürungsgefühl am Hals (Lachesis).
Auch Erbrechen und Durchfall möglich, große Angst, muß Kleider öffnen.
Blaue Lippen, Atemnot, Puls klein, aussetzend.
Evtl. hochgradige Herzschwäche mit Ohnmacht beim Aufrichten.
„Eines der besten Mittel".
Naja tripudians (10, 30)

— zur Intervallbehandlung bei vor allem *funktionellen Stenokardien der Frauen.*
Folgen von Enttäuschungen im Liebesleben.

Herz wie von einer Faust gepackt und wieder losgelassen, im Wechsel.
(Cactus: wie dauernd gepackt)
Dabei „elektrische Stromstöße" in allen Gliedern mit Krampf-
zuständen in Muskeln und Extremitäten.
(Bild ähnlich einer Tetanie)
(nach GAWLIK)
Lilium tigr. (3—6)

— setzt die Anfallbereitschaft erheblich herab, selbst bei sklerotisch
bedingter A.p.
Herzkrampf bei schwachem Herzen, Herzstiche, Atemnot, Angst.
Puls unregelmäßig, beschleunigt.
Vermehrt die Koronarreserven und verbessert die Herzdynamik.
Crataegus (∅)
Im Anfall: $^1/_4$—$^1/_2$stdl. 5—10 Tr. oder i. v., spez. bei schweren
Durchblutungsstörungen mit Extrasystolen.
vorbeugend: 3 x tgl. 10 Tr. lange Zeit.

— *Herzschmerzen, heftig, scharf, schießend,* in den *linken Arm ausstrahlend, Herzklopfen, stürmisch, sichtbar, oder* aber *stark verlangsamt,* bis zu 31 Schlägen pro Minute (Digitalis)
„Eines der besten homöopat. Herzmittel" (STAUFFER)
Kalmia (2—3)

— Herz wie von einer Faust gepackt, wie von eisernem Band zusammengeschnürt. Drücken, Stechen, Krampf. Herzklopfen und
Atemnot.
Bewegung und Belastung verschlimmern.
Mehr funktionelle Angiospasmen.
bei Hypotonie: ∅ oder D 1
beim Normotoniker: 2
beim Hypertoniker: 6
bei Hyperthyreose: 12
Cactus grandiflor

— setzt die Anfallsbereitschaft beim Sklerotiker herab, bewährt bei Zerebral- und Koronarsklerose mit A.p.

Aber auf Leitsymptome achten:

Hypertonie, harter Puls, durch die geringste Anstrengung stark beschleunigt. Schlimmer durch naßkaltes Wetter (Glonoinum: Sonne und Wärme verschlimmern). Wird gern im Wechsel mit Crataegus ∅ gegeben, für lange Zeit.

Spez. bei alten Menschen mit Stenokardien als Zeichen erhebl. org. Veränderung an den Koronarien; Beschwerden bes. beim Treppensteigen (nach WINCKLER).

Barium carb. (6—12)

— bei Altersherz, Hypertonie und arteriosklerotischem Schwindel, „Mittel der Wahl".

Barium jod. (4)

(nach SCHOELER) 2—3 Monate lang.

— mit heftigen Schmerzen, wie geschwürig, scharf, anfallsweise, periodisch, auch *Stechen* und Reißen in der Herzgegend, spez. der Herzspitze, Schmerzen ausstrahlend in linken Arm und linken Rücken. Atemnot.

Heftiges Herzklopfen, die Brust hebend!

Große Unruhe, Erregung und Angst. Geringste Bewegung verschlimmert. Kranker muß vor Schmerzen stehenbleiben.

Spigelia (3—4)

— *spuria und nervöse Herzaffektionen,*

Herzklopfen bei geringster Bewegung. Stiche in den linken Arm ausstrahlend.

Puls klein und beschleunigt.

Kongestionen zum Kopf.

Angst, Zittern, Schwindel. Atembeklemmung, Erstickungsgefühl.

Iberis amara (4)

— bei Arteriosklerose und Vitien, vorbeugend. Gefühl eines schweren Gewichtes unter dem Brustbein.

Aurum met., -mur. oder -colloidale (6)

— Wallungen, Blutandrang zum Kopf, Benommenheit, Schwindelgefühl.

Extrasystolen mit beängstigenden Gefühlen; oder bei *Blutdruckkrisen* mit starker Rötung des Gesichtes; Bild der „großen roten Angst".

Wärme, warme Schweiße, Herzklopfen,
Infarktgefahr!
Aurum met. (30)

— *vegetative Herzanfälle*
wegen großer seelischer Erschütterung oder aus Eifersucht.
Schmerzen strahlen in linken Arm aus mit *Kälte und Angst.*
Ignatia (12—30)

— und Dysbasia intermittens, also *bei arterieller Durchblutungsstörung* am Herzen und/oder an den Extremitäten, in beiden Fällen sehr bewährt (nach STÜBLER).
Espeletia grandiflor (3—4)
3 x tgl. 10 Tr.

— des älteren Vagotonikers mit
organischen Veränderungen der Koronargefäße, mit Herzmuskelschwäche und Extrasystolie,
oder
die nervöse A.p. des Vagotonikers mit den typischen Verschlimmerungszeiten von 2 bis 3 Uhr nachts und der Erschöpfung nach jeder Anstrengung. Jede Erregung wird am Herzen gespürt: Stiche, Pulsationen, Extrasystolie. Die Kalium-Beziehungen zum Herzen sind inzwischen bekannt.
Kalium carb. (4—6)

— nervöser Menschen
mit Alkohol-, Kaffee- und Nikotinabusus und/oder als Folge seelischer Erregung. Große allgemeine Reizbarkeit,
Hypochondrie, Wärmebesserung,
spast. Obstipation mit oft vergeblichem Drang, Oberbauchbeschwerden (Völle, Meteorismus) (nach WINCKLER).
Nux vomica (4—8)
je reizbarer der Mensch, um so höher die Potenz.

9. Angina tonsillaris

Bei der immer mehr zunehmenden Penicillin-Allergie mit der Gefahr erheblicher, manchmal sogar tödlicher Komplikationen und der jetzt oft zu beobachtenden Resistenzsteigerung der Erreger ist es sehr zu begrüßen und von großer Bedeutung, daß wir mit einer größeren Anzahl von Homöotherapeutika diese Erkrankung in allen ihren Formen einschließlich der Streptokokken-Angina und der „bösartig" verlaufenden Anginen erfolgreich behandeln können. Das gilt auch für jene schweren septischen Prozesse, bei denen selbst eine massive antibiotische Behandlung versagen kann. Sehr wirksam ist auch die vorbeugende Behandlung bei chronisch rezidivierenden Anginen, die Therapie der chronischen Tonsillitis und — last not least — die Möglichkeit einer Beeinflussung jener tonsillären Erkrankungen, die oft genug als *Herde* eine wichtige Rolle bei der Pathogenese von Erkrankungen spielen.

catarrhalis

— *akuter Beginn*, hohes Fieber, Schluckbeschwerden, Kopfschmerzen, *leuchtend rote, trockene Schleimhaut.* Rotes Gesicht, warme Schweiße, klopfende Karotiden. *Hauptmittel im Anfang.*
Belladonna (6)
$^{1}/_{2}$—1stdl. 5 Tr.
und — fast spezifisch in diesem Stadium — *Gurgeln* mit
Arnica (Ø)
10—15 Tr. auf ein Glas Wasser

— mit *ödematöser Schwellung* von Gaumen, Uvula und Epiglottis, *hellrot, glänzend, wie gefirnißt. Starke Unruhe, Fieber ohne Durst, brennende, stechende Schmerzen*, schlimmer durch Wärme (Umschläge!), besser durch Kälte, kalte Wickel.
Apis (3—6)

— auch mit ödematöser Schwellung, aber *dunkelroter Schwellung* der Mandeln, ständigen stechenden *Schmerzen*, ausstrahlend, besonders *in die Ohren.* Kupiert und verhütet Eiterungen (STAUFFER). Wärme verschlimmert!
Guajacum (Ø—3)
2stdl. 5 Tr.

catarrhalis oder follicularis

— mit *einfacher Rötung*, mit Übergreifen auf die Gaumenbögen, *auch mit gelbweißen Pfröpfen.* Hals voll von klebrigem Schleim. *Schmerzhaftes Leerschlucken.* Klumpengefühl im Hals. Hohes Fieber. Schmerzhafte Schwellung der Lymphknoten. (Virusbedingte Allgemeinerkrankung?)
Mercur. bijod. (4—6)

— Tonsillen purpurrot, geschwollen, hohes Fieber. Trockenheit, *Brennen und Wundheitsgefühl* in Mund und Hals. Weißgraue Membranbildung; evtl. auch zäher, dicker Schleim. Schmerzen bis in die Ohren. Hitze im Kopf — Kälte der Glieder und des Körpers. Schlucken äußerst schmerzhaft, *kann nichts Heißes schlucken,* Halsdrüsen hart und geschwollen.
Phytolacca (3)

lacunaris

— hochfieberhaft. Tonsillen dick verschwollen, weißgrauer, eitriger Belag an Mandeln, Uvula und weichem Gaumen, noch deutlich gegeneinander abgegrenzt. Auffallend viel Speichel. *Sehr übelriechender Foetor!* Zunge schmutzig gelb. Halsschmerzen stechend-brennend, großes Schluckbedürfnis wegen Schleim- und Speichelansammlung. Lymphdrüsen geschwollen und schmerzhaft. Nachtschweiße, nicht erleichternd. Nächtliche Verschlimmerung. Neigung zu Abszedierung.
Typ der Streptokokken-Angina!
(Höhere Potenzen verhüten eine Abszedierung, niedrige beschleunigen sie!)
Mercur. solub. (12)

abszedens

— beginnende Eiterung, Splitter- und Fremdkörpergefühl im Hals. Kloßige Sprache. Drohender Abszeß. Ausgespr. Wärmebesserung. Niedrige Potenzen (3) beschleunigen den Durchbruch bei bestehendem Abszeß.
Hepar sulf. (12—15)

— nach Spaltung oder Spontandurchbruch eines Abszesses, zur Ausheilung der Abszeßhöhle,
bei verzögertem Heilverlauf
Calcium sulf. (4)
vor allem aber — als Hauptmittel —
Silicea (6)

septisch

— „bösartig", oder *von vornherein schwer verlaufend*, phlegmonös, nekrotisierend. *Blaurote, livide Verfärbung der Schleimhäute.* Mundgestank! Halsbeläge schmierig, stinkend. Viel Schleim. *Schmerzhaftes Zusammenschnüren.* Starke Infiltration der Fauces. Heiße Getränke verschlimmern. Alles schlimmer nach Schlaf. Neigung zu toxisch bedingter Herzschwäche.
Lachesis (12—15)

— ähnlich, mit drohender Abszedierung und Schüttelfrost.
Pyrogenium (15)

— schwer, mit hohem Fieber, schnellem Puls, drohendem Kollaps. *Weiße, bald dunkel werdende Membranen. Nekrose- und Gangränneigung.* Drüsenschwellung. Drohende Allgemeinsepsis. Widerlicher Foetor ex ore (auch bei Diphtherieverdacht zusätzlich zur Serumtherapie).
Mercur. cyanat. (4)

— *schwere sept.* Angina mit hohem Fieber und typhösem Verlauf
Baptisia tinctoria (3)

chronisch-rezidivierend

— akut, bei jeder Erkältung, zuverlässig.
Barium mur. (4—6)

— eitrig, mit Schwellung der Mandeln, bei geringster Erkältung, jedem Wetterwechsel, jedem Luftzug. Auch chronische Tonsillitis.
Barium jod. (4)
mehrm. tgl. 1 Tbl.
und **Barium carb.** (12)
1—2mal wö. (!) 1 Tbl.

— nach Zugluft, nach Einatmen kalter Luft. (Bewährt)
Cistus canad. (4)

— mit übelriechenden Mandelpfröpfen, morgendlichen Schluck-
schmerzen, Rachenverschleimung.
Magnesium carb. (6)

— mit chronischen Mandelpfröpfen (nach SCHIRMER)
Kalium mur. (6)

Sonderformen

— mit deutlicher Gefäßzeichnung im Rachen (hat kein anderes Mittel
so wie dieses). Trockenheit und Brennen im Hals. Evtl. trockener
Husten mit Kitzelreiz (nach SCHIRMER).
Aesculus (4)

— mit Rötung und Entzündung des Rachenringes und leichter
ödematöser Schwellung, zähem, festsitzendem Schleim. *Geschwürsbildung* (!) mit *grauem Belag* und *rotem Hof*. Bild der
Angina Plaut-Vincent (nach SCHIRMER).
Kalium bichrom. (6)

Die Tonsillen als mögliche Herde (nach SCHWARZHAUPT)

— *Rezidivierende Tonsillitiden* mit Beteiligung der Tube. Anfällig-
keit gegen jede Erkältung. Mund oft offen. Oberlippe und Nasen-
partie öfter etwas verschwollen.
Barium mur. (4)

— Tonsillen geschwollen, aber mehr flüssigkeitsdurchtränkt.
Dauernd eitrige Pfröpfe in den großen, nicht tiefbuchtigen Ton-
sillen. Schwellung der regionären Lymphknoten.
Barium jod. (3)

— chronisch-entzündliche Tonsillenschwellungen. Kälteverschlimmerung. Neigung zu ständigen Nasen-Rachen-Katarrhen.
Calcium jod. (6)

— Wechselwirkung zwischen Anginen und rheumatischen Gelenkbeschwerden (tonsillogene Fokaltoxikose!). Gaumenbögen und
Tonsillen dunkelrot oder livide. Kalttrinken bessert, wird ge-

wünscht. Gelenkbeschwerden schlimmer in Nässe, aber auch nachts im Bett und bei Bewegung.
Phytolacca (4)

— Mandelprozesse chronischer Art mit großen, dicken, sehr harten Kieferwinkeldrüsen.
Mercur. bijod. (4—6)

— chronische Tonsillitis als chronische Mandelbuchteneiterung. Besser durch Wärme. Empfindlich gegen Kälte und Druck. Sehr wichtiges, umfassendes Mittel. Erfaßt alle chron. Eiterungen im Kopfbereich.
Hepar sulf. (12)

10. Apoplexie

Neben der üblichen Notfalltherapie bei apoplektischem Insult ist die Anwendung der genannten Mittel — dem jeweiligen Krankheitsbild angepaßt — unbedingt angezeigt. Man kann oft erstaunliche Rückbildungen sehen und Rezidive vermeiden.

Wichtig ist vor allem die vorbeugende Behandlung, z. B. der Arteriosklerose (s. dort), der Präapoplexie, des Habitus apoplecticus und der Zerebralsklerose.

— prä- und postapoplektisch, Hauptmittel:
Arnica (6)

— präapoplektisch:
Blutandrang und Hitze nach oben, unterer Körper kalt!
Gesicht dunkelrot.
Schwindel, Ohrensausen, Hochdruck. Auch Polyzythämie.
Arnica (6)

— —:
Hitzegefühl und Blutandrang zum Kopf, Druck, Schwere, Benommenheit, heißes Gesicht. *Sausen und Brausen im Kopf und in den Ohren,* Schwerhörigkeit. Kalte Füße und Hände.

Wallungen, als koche es in den Adern. Heftiges Herzklopfen mit Beklemmung und Angst.
Depressionen *und* Reizbarkeit. Schlimmer vom Bücken, besser im Freien.
Aurum met. oder -jod. (12)

— **drohend:**
Kopf schwer, voll, wie zu groß, hochrotes Gesicht. Wogen mit jedem Pulsschlag.
Schwindel, Taumeln, Ohnmachtsneigung, Desorientiert: kennt sich in bekannten Straßen nicht aus.
Sprechen fällt schwer.
Heftig pulsierende Kopfschmerzen, Kopfbedeckung und Wärme sind unerträglich. Kühle lindert.
Glonoinum (6—12)

— **im Anfall**
(neben anderen Maßnahmen)
Hauptmittel: **Arnica** (6)
und: **Belladonna** (6) im Wechsel!

— mit *rechtsseitiger Lähmung* (nach LUTZE) vor allem:
Crotalus horr. (15)

— mit *linksseitiger Lähmung,* aber auch vor allem bei gehäuft auftretenden *kleinen* apoplekt. Insulten:
Lachesis (15)

— mit schmerzlosen Lähmungen besonders der *unteren* Extremitäten, aber auch Zungenlähmung:
Oleander (6)

— mit *Sprachstörungen,* sensorisch, Wortverstümmelung und Schreibfehlern. Aphasie bei Hemiplegie.
Auch bei retinalen Blutungen brauchbar.
Botrops lanceolatus (15—30)

— mit unwillkürlichem Harn- und Stuhlabgang:
Arnica (6)

— mit *tiefem Koma* und dunkelrotem Gesicht:
Stramonium (6)

— mit dem *Bild der Narkose*, heiße Schweiße, enge Pupillen.
Insulte spez. der Alkoholiker!
Opium (6)

11. Arteriosklerose

Ein außerordentlich schwieriges, komplexes, ätiologisch noch unklares Gebiet und dennoch ein dankbares Betätigungsfeld für eine gezielte Homöotherapie, sowohl für die beginnende als auch für die fortgeschrittene Arteriosklerose jeder Lokalisation.

Neben einer notwendigen Allgemeinbehandlung ist der Einsatz des passenden homöotherapeutischen Mittels nicht nur gerechtfertigt, sondern oft eine der wenigen bekannten Möglichkeiten, den Krankheitsverlauf zu beeinflussen.

Frühzeitiger Behandlungsbeginn, speziell auch bei familiärer Belastung und entsprechender Konstitution, erscheinen besonders wichtig.

— *Degenerative Herz- und Gefäßerkrankungen*, besonders *Koronar- und Zerebralsklerose*, Hypertonie, harter Puls, durch geringste Anstrengung beschleunigt (typisch). Nach Mezger wichtiges Mittel in der Geriatrie, folgt gut auf Magnesium fluorat.
Barium carb. (12)
1 x tgl.
und Barium jod. (4)
2 x tgl.
beide Mittel im tgl. Wechsel.

— speziell *Zerebralsklerose* mit Wallungen zum Kopf, rotem Gesicht, Schwindel und Benommenheit, dumpfem, auch klopfendem Kopfweh, Ohrensausen, Schlaflosigkeit. Oft Polyglobulie muskulöser Plethoriker. Auch Herzhypertrophie und Angina pectoris.
Arnica (30)
abends 5 Tr.

— mit *Hypertonie* (*rotem* Hochdruck), Habitus apoplecticus,
arteriellem Erethismus, Polyglobulie, Koronar- und Zerebralsklerose, Angiospasmen (Druck unter dem Brustbein)
Depressionen!
Aurum met. (6) oder **-colloidale** (6)
oder (nach STIEGELE) **-jod** (6)
bei ausgesprochener Depression: (30)

— mit *rotem Hochdruck,* Kongestionen zum Kopf, Angiospasmen.
Hitze- und Sonnenempfindlichkeit, ausgesprochen, und
Besserung durch kühle Luft, im Freien, durch Entblößen des
Kopfes.
Kopfschmerzen wogend, pulsierend, Kopfbedeckung unerträglich!
Kopf schwer, voll, wie zu groß, geringste Bewegung verschlim-
mert, trägt Kopf steif:
Glonoinum (6—12)

— mit *blassem Hochdruck:*
hoher diastolischer Druck. Nervöser, magerer Typ, Gefäßkrämpfe, Parästhesien. Kältebesserung.
Vgl. Secale! Nach QUILISCH:
Ergotinum (2—4)

— mit *blassem Hochdruck* und Drahtpuls, Pareseneigung:
Nephrosklerose, Angiospasmen, allgemeine sklerosierende Intima-
schädigung der Endarterien.
Plumbum (6—12)

— speziell *der Extremitätengefäße,* auch trockene Form der arteriosklerot. Gangrän (Altersbrand),
aber auch zerebrale Arteriosklerose. Parästhesien, Paresen, Angiospasmen. Gehen wie auf Filz.
Haut kalt und trocken.
Äußere Kälte, aber inneres Brennen, verträgt daher nicht, zuge-
deckt zu werden. Bewegung, Berührung und Bettwärme verschlimmern, Abkühlung und frische Luft bessern.
Secale (3—4)

— mit *Senium praecox,* frostig-zittriger Neurotiker, schlaflos, ver-
geßlich, schwindelig, körperlich und seelisch labil:
Ambra (3—4)

— mit *arteriosklerot. Schwindel,* anfallsweise, mit *Neigung, rückwärts zu fallen.*
Hinterkopfweh, unsicherer Gang. Große Beinunruhe (vgl. Zincum):
Viscum alb. (∅—1)

— mit *Präsklerose,* bewährt nach MEZGER:
Magnesium carb. (4—6)
und **Magnesium fluor.** (6—12)

— speziell *Zerebralsklerose* mit seniler Schwäche, Schwindel, *großem Redebedürfnis(!)*
Auch Hemiplegie und Aphasie, besonders aber nach gehäuften kleinen apoplekt. Insulten (!):
Lachesis (12—15)

— und *senile Demenz*
und viele Beschwerden des Seniums, speziell Depressionen.
Chronische atonische Obstipation:
Opium (6—12)

— speziell *der Schlemmer*
mit Kochsalzretention und Hochdruck.
Auch bei Altersschwindel bewährt, „eins der besten Mittel":
Phosphorus (12—15)

— und *senile Demenz,*
asthenisches Zittern, Gleichgewichtsstörungen, depressive Psyche:
Argent. met. (10—30)
am besten als Injektion

12. Asthma bronchiale

Ein zweifellos sehr schwieriges Gebiet, auf dem wir auch homöotherapeutisch unsere liebe Not haben.

Von den differentialdiagnostischen Erwägungen asthmotoide Bronchitis, Asthma allergicum, psychogenes Asthma bronchiale,

Asthma cardiale usw. einmal ganz abgesehen, wird es gerade bei diesem oft qualvollen Leiden darauf ankommen, in jedem Einzelfall nach dem Simile zu fahnden und auch Fakten zu berücksichtigen, die scheinbar nichts oder nur wenig mit der eigentlichen Erkrankung zu tun haben wie Vor- und Begleiterkrankungen, Leiden, die mit dem Asthma im Wechsel auftreten oder typische Abhängigkeiten der Krankheit von klimatischen oder psychischen Faktoren.

Die folgende Aufstellung soll Ihnen — trotz ihrer Unvollständigkeit — einen Überblick über die wichtigsten und gebräuchlichsten Mittel geben.

— *nervosum,*
Anfälle nachts,
Krampfzustände der glatten Muskulatur mit
krampfhaftem Zusammenschnüren an Hals und Brust,
Bronchiolenkrampf:
Viscum alb. (∅—1)

— *der Säuglinge:*
Phosphorus (12)

— *kindliches,* oft hilfreich:
Arsenicum jod. (6)
und **Antimon. arsen.** (4)
nach SCHULZ 2 x 1 im tägl. Wechsel.

— *der Jugendlichen:*
Hedera helix (4—6)
oder **Thuja** (12)

— *der Erwachsenen,* öfter Standardmittel:
Tartarus emet. (6)
und **Arsenic. jod.** (6)
im Wechsel

— *der Alten:*
Arsenic. jod. (6)

— *und Ekzem* wechseln miteinander ab, (vgl. Sulfur):
Zincum (12)

— mit Atemnot *ohne* Rasseln:
Aconitum (6—8)

— *Status,*
mit extremer Atemnot (Dyspnoe) und Erstickungsangst.
Krampfhaftes Zusammenschnüren der Brust.
Nächtliche Verschlimmerung, zwingt zum Aufsitzen, (3—5 Uhr früh)
Kann nicht einmal eine Trinkpause einlegen, so groß ist die Atemnot, trotz quälenden Durstes!
Muß nach Luft ringen, um einen Atemzug tun zu können:
Kalium nitric. (3)

— mit ausgespr. Verschlimmerung bei *feuchtem* Wetter, oder stets bei feuchtem Wetter auftretende Anfälle.
Oft indiziert:
Natrium sulf. (4—6)

— kann nichts auswerfen vor *Schwäche.* Kann er es dann doch einmal, ist Zustand sofort gebessert:
Zincum (6)

— mit starkem Engigkeitsgefühl am *Hals.*
Erstickungsgefühl, reißt den Kragen ab usw. Hält sich alles von Mund und Nase fern.
Anfälle aus dem Schlaf heraus. Dabei meist plötzl. Hitzewallung.
Trockener — oft kardialer — *Husten:*
Lachesis (10—12)

— mit Erstickungszuständen, Kreislaufversagen, *Kollaps,* Zyanose, *Kälte!* Verlangen nach frischer Luft, muß sich setzen:
Tartarus emet. (6—12)

— oder asthmaähnliche Zustände bei nervöser Erregung und Erschöpfung.
Atemnot mit Herzsymptomen. Schweratmigkeit bei geringster Aufregung.
Husten aus Angst.
Vor Erregung Herzklopfen und Klopfen überall:
Ambra (4—6)

— mit Zuständen akuten „Zusammenschnürens" der Brust, besser bei Expektoration:
Kalium jod. (6)

— als *Reflexasthma* von der Nase aus bei Choanenschwellung und Polypen:
Silicea (6)

— Anfälle und Neigung dazu,
besser (!) in feuchter Luft mit Husten.
Schlimmer in trockener, kalter Luft und *vor* Regen.
(Natr. sulf. und Dulcamara schlimmer in feuchter Luft). Öfter Folgen von unterdrückten Hautausschlägen. Schwäche auf der Brust, kann kaum sprechen:
Hepar sulf. (6)

— mit nächtl. Anfällen, mit viel Rasseln und Angst, schlimmer durch feuchtwarmes Wetter:
Jodum (6—12)

— mit Husten und *viel Rasseln*, Brust wie zusammengeschnürt (Bronchialspasmen),
wenig Auswurf.
Erstickungsanfälle, *Übelkeit* (!) *Husten bis zum Erbrechen.*
Schlimmer abends und *nachts:*
Ipecacuanha (4)
Im Anfall bis zu ¹/₂stdl. 5 Tr.

— mit *nächtl. erstickenden trockenen Husten,* Kurzluftigkeit und *Angst* (Todesangst),
schlimmer bei Niederlegen, *schlimmer* nachts, vor allem *nach Mitternacht* (12—2 Uhr).
Arsenic. alb. (12)
oder: **Antimon. ars.** (4)
im Anfall ¹/₂stdl. 1 Tbl.

— bronchiale, *vikariierend* (!)
mit Haut- oder rheumatischen Symptomen. Alles schlimmer von feuchtem Wetter. Folgen von Erkältung, Unterkühlung und Durchnässung.
Dulcamara (3)

— mit trockenem, quälendem Husten, besonders nachts, im Liegen, mit Erstickungsanfällen, Beklemmung und Angst, muß die Fenster öffnen lassen.
Bei Neigung zu regelmäßig wiederkehrenden Beschwerden und *bei Wechsel von Asthma mit Hautleiden* (!),
auch Folgen von unterdrückten oder zurückgetretenen Ekzemen.
Cave: Erstverschlimmerung! Dennoch hervorragend, wenn angezeigt. Dosierung wichtig.
Sulfur (6—12)

— und asthmatoide Zustände mit großer Atembeklemmung, trockenem Husten mit wenig Auswurf (zäh, schleimig, auch blutgestreift oder schaumig). Kann nicht liegen, muß sitzen. Kann sich nicht bewegen, ohne völlig außer Atem zu kommen. *Vorwiegend nächtl. Anfälle* (um Mitternacht) *mit Unruhe und großer Angst* und *Brennen in der Brust.*
Ein Hauptmittel, aber mehr Intervallmittel zur Vorbeugung nächtl. Anfälle:
Arsenicum alb. (6—15)
prophylaktisch abends 19 Uhr, im Anfall gehäuft.

— *alter Leute mit Zyanose,*
Schwer- und Kurzatmigkeit, Keuchen und Schleimrasseln, trockener, krampfhafter Husten in Anfällen,
schlimmer abends und im Bett. Verlangen nach frischer Luft, will sie zugefächelt haben, schlimmer bei feuchtwarmem Wetter.
Inneres Brennen, äußere Kälte:
Carbo veget. (6—30)

— mit starker Schleimansammlung auf der Lunge mit *lautem Rasseln,* Atemnot, Beklemmung, Angst, Husten schwer löslich, anstrengend. Brauchbar, bis Schleim heraus:
Antimon. ars. (4)
im Anfall $^1/_2$stdl. 1 Tbl.

— *allergicum!*
mit pfeifender Atmung und Atemnot, muß sich setzen.
Krampf- und Kitzelhusten *vor* Mitternacht, *nach Erwachen aus erstem Schlaf.*

Auswurf gering, zäh, salzig. Wundheitsgefühl hinter dem Sternum.
Auch Heufieber wird beeinflußt:
Aralia racemosa
Im Anfall: Ø, 20 Tr. in Wasser, schluckweise.
Im Intervall: 2.

— mit *Krämpfen der glatten Muskulatur* (Krampfmittel),
Erstickungsanfälle mit Angst, Zyanose und kalten Schweißen.
Schlimmer durch Husten. Kaltes Trinken bessert, wird verlangt.
Krampfhusten mit Heiserkeit, trocken, zum Ersticken:
Cuprum met. (4—6)
nicht zu häufig!

— mit speziell *nächtl. Atemstörungen. Grobblasiges Rasseln,* Schleim
will nicht heraus, *Auswurf schwer löslich,* blau-schieferfarbig,
auch blutig, Erstickungsgefühl, *Schnappen nach Luft.* Dabei viel
Speichelfluß. *Schwäche, Schlafsucht, Zyanose,* Kitzelhusten,
trocken, quälend, auch Bronchiolitis der Kinder und Alten mit
drohendem Kollaps:
Ammon. carb . (3)

— *der Alten* mit subakuten und chron. Katarrhen
mit erhebl. Schleimansammlung und Rasseln,
Schmerzen und Wundheitsgefühl in der Brust,
Schleim zäh, schwer löslich, Atmung keuchend, muß aufsitzen.
Erhebliche Atemnot.
Schleimhäute trocken, brennend, Husten schmerzhaft, erschütternd. Schlimmer in Ruhe,
besser im Freien, bei Bewegung.
Senega (3—4)

— schlechter beim Hereinkommen aus dem Freien in das warme
Zimmer, (auch bei dem typ. Husten):
Bryonia (4)

— mit typischen Anfällen mit Dyspnoe, trockenem Reizhusten,
Zyanose und vor allem *tödlicher Übelkeit, Speichelfluß* mit kalten
Schweißen, Würgen, *schlimmer morgens,* Brust wie zusammengeschnürt. Keuchende Atmung.
Herumgehen bessert:
Lobelia (2—4)

— und Emphysembronchitis,
Husten trocken und krampfartig. Auch Phthisiker- und
Emphysemhusten:
Naphthalinum (4)

— *chronisch:*
a) Schlimmer in *trockener* (!) kalter Luft und besser (!) in feuchter.
Hepar sulf. (6—12)

b) *umgekehrt:*
Natrium sulf. (6—12)
(Hauptmittel, sog. Nebelmittel)
und **Dulcamara (4—6)**

c) bei skrofulösem Habitus, Anfälle spez. nach jeder körperl.
Anstrengung (nach LOBETHAL).
Asa foetida (9)
2—6 x tgl.

d) *und Ekzem* mit Frostigkeit. Hautausschläge: Bläschen, Pusteln
oder trocken-krustig.
Lokal.: vorw. Rumpf und Extrem.
Kalium arsenic. (6—30)
2 Tage lang (6) 1 x tgl.
2 Tage lang (12) 1 x tgl.
2 Tage lang (30) 1 x tgl.
Einen Monat später (30), eine Gabe.

13. Augenleiden, kleine

Gerade die kleinen Augenleiden sind ein sehr dankbares therapeutisches Feld für den praktischen Arzt.

Durch eine gezielte Homöotherapie kann mancher ernstere Schaden vermieden und eine mehr oder weniger rasche Heilung herbeigeführt werden.

Die angeführten Mittel sollen einen Überblick über die gebräuchlichsten Homöotherapeutika bei kleinen Augenleiden geben.
In unklaren und schwereren Fällen ist eine fachärztliche Behandlung unbedingt notwendig.

— *Blepharo-Konjunktivitis:*
Lidränder und Bindehaut geschwollen, reichlich scharfe Absonderungen. Sandgefühl!
Sehr empfindlich gegen Licht und Feuerschein.
Schleimig-eitrige Entzündungen. Blennorrhoe (Mercur. praecip. ruber), Schmerzen und Lidkrampf,
schlimmer von Licht, Wärme und Feuerschein.
Auch: Bläschen und Geschwüre an der Hornhaut.
(Keratitis aller Art, Episkleritis, Iritis).
Nach LEESER: „ein sehr wichtiges Mittel".
Mercurius sol. (3—12)

— *Rheumatische und skrofulöse Entzündungen:*
Tränen scharf, fressend, reichlich schleimig-eitrige Sekrete.
Lidkrampf, Augenzucken, Lichtscheu. Lider rot und geschwollen, schwer und steif.
Schmerzen schlimmer nachts.
Wärme bessert (Blepharo-Konjunktiv., Iritis und Iridozyklitis, auch rheumatisch und traumatisch, auch Ptosis rheumatica).
Rhus tox. (8—12)

— *Konjunktivalblutungen* der Sklerotiker, bewährt:
Nux vomica (6—8)
[evtl. im Wechsel mit **Arnica** (6)]

— *Blepharitis und Konjunktivitis*, skrofulös und rheumatisch.
Tränen, Lichtscheu, Lidkrampf. *Überempfindlich gegen helle Farben* (vgl. Tuberkulin.: kann nicht auf weiße Flächen sehen).
Zusammenfließen der Buchstaben (Natr. mur.)
Silicea (6)

— *Tränensackentzündung und -eiterung*
(wie Hepar sulf.)
auch Tränensackfisteln, sehr bewährt:
Silicea (6)

— *Hordeolum, hart, stets wiederkehrend,*
(vgl. Staphisagria, Calc. fluor.)
Silicea (6)

— *Lidentzündung* mit Jucken und Brennen, konjunktivale Injektion
mit Trockenheitsgefühi, Lichtscheu, Tränenfluß dabei. Lider
verklebt, schuppend, eiternd.
Auch Hordeolum, spez. rezidiv.: bewährt!
Staphisagria (4)

— *Blepharitis skrofulosa,* bewährt:
Natrium mur. (6)

— *Zuckungen der Lider:*
Krampfhaftes Zusammenziehen, spez. bei nervös-hysterischen
Personen:
Crocus (6—12)

— *Chemosis,* heftigste:
Argent. nitr. (6)

— *Chemosis der Neugeborenen* und Säuglinge mit sehr viel Eiter:
Mercur. sol. (4—6)

— *Hornhautulzera* und Abschürfungen der Kornea oder *Keratitis,*
oberflächliche Entzündungen mit unverhältnismäßig starker
Lichtscheu:
Conium (6)

— *Sehstörungen* infolge organischer Erkrankungen:
Bild verschwommen, dunkel, wie im Nebel.
Buchstaben beim Lesen rot. Sehen leuchtender Punkte. Grüner Hof
um die Gegenstände. Lichtüberempfindlich:
Phosphorus (12)

— *Augenkatarrhe,* alle Erkrankungen schlagen mit Vorliebe auf die
Augen!
Reichlicher Tränenfluß, milde Absonderungen.
Lider rot und geschwollen, *Augenumgebung aber nicht gereizt*
(„Tränenreichstes Mittel": Weinen und Entzündung).
Pulsatilla (4)

— *„blaues Auge"* nach Verletzung, Bewährt! (Stoß, Schlag).
Ledum (2—4)

— *Augapfelschmerz,* hartnäckig: ohne Organbefund.
Symphytum (3)

— bei *Erkrankungen des äußeren Auges,* auch nach Trauma, mit dickem, rahmigem, *wundmachendem Ausfluß* mit Lichtscheu, Lidkrampf. Augen geschwollen, brennen. Tränen scharf, ätzend.
Euphrasia (3—6)

— heiße Tränen, aber mehr mild, nicht wundmachend! Folgen von Erkältung, Grippe, Masern. Blepharitis, Konjunktivitis.
Cepa allium (6)

— *Lidrandentzündung* mit vor allem wunden Augenwinkeln und Trockenheitsgefühl. Jucken, Brennen, Tränenfluß. Mehr chron. Katarrhe.
Petroleum (6)

— *Augenverletzungen*
mit Blutungen, „Arnica des Auges":
Aconitum (4—6)

— *skrofulöse Liderkrankungen,*
Blepharitis mit scharfem Tränenfluß, Lider verdickt, honigartig sezernierend, Augenwinkel wund und leicht blutend (!), auch Ektropion.
Evtl. ekzematöse Umgebung des Auges:
Graphites (6—15)
in chron. Fällen selten.

— als Folge von langem Nahsehen, vom Lesen und von Handarbeit, auch von Erkältung:
Augen brennen wie Feuer, Tränen, Nebelsehen, Trübsichtigkeit, Zucken der Lider, Lidkrampf, allgemeine Augenschmerzen, Pupillen verengt.
Akkomodationskrampf.
Ruta (1—3)
auch als Kompresse:
20—30 Tr. der Tinktur (∅) in warmem Wasser.
„Sehr wohltuend!"

— zähe, gelbe, klebrige Absonderungen an den Bindehäuten, die Lider verklebend, auch pseudomembranöse Auflagerungen.
An der Hornhaut Bläschen oder kreisrunde Ulzera mit Perforationsgefahr.
Kalium bichrom. (6—12)

— Konjunktivitis, akute, mit starker Lichtscheu (WAPLER).
Belladonna (6—8)

— starke Chemosis bei akuter Konjunktivitis und Keratitis.
Apis (4—6)

— *Blepharitis,* Lider geschwollen, ödematös, mit Schuppen und Krusten. Wunde Augenwinkel, pulsierend. Schleimig-eitrige Sekretion. Lichtscheu.
Hepar sulf. (6—12)

— *Blepharitis,* chronische
zwei Hauptmittel:
Staphisagria (4—6)
oder
Graphites (6—15)

— dto. mit chronisch geröteten Lidern:
Silicea (6)

— *Chalazion und Hordeolum,* hartnäckig, rezidivierend:
a) **Calcium fluor.** (6—12)
b) **Staphisagria** (4—6)
c) **Graphites** (12)
   2 x wö.

A-Splitter
(alphabetisch)

Adduktorenspasmus:
       Magnesium phosph. (3)

Adenome

a) der *Prostata* mit schwieriger, unterbrochener Harnsabsonderung.

b) der *Brustdrüsen* bei schlaffen Mammae, verspätete, schwache Regel, vorzeitiges Altern:
> Conium (4)

Adipositas, kindliche,

vier Hauptmittel:
> Thuja (6—12)
> Natr. sulf. (4)
> Kalium carb. (6)
> Calcium carb. (6—12)

Adipositas-Herz

a) Tachykardie, beginnende Dekompensation, Arrhythmien, Myokardschaden. Kumuliert *nicht:*
> Adonis vern. (Ø)
> 2—3 mal 20 Tr.

b) Mit Neigung zu Herzschwäche und Zirkulationsstörungen. Adipositas spez. des Stammes:
> Mercur. dulc. (4—6)

Adhäsionsschmerz, pleuraler:
> Ranunculus bulbos. (4)

Albuminurie in den Entwicklungsjahren auch orthostatische:
> Phosphorus (10)
> 2—3mal wö.!

— mit Ödemen,
immer auch denken an:
> Apis (4)

— mit Anämie in Pubertät:
> Helonias (4)

Alkoholfolgen,
erstes Hauptmittel,
auch in bezug auf die Leber:
> **Acid. sulf. (6)**

— bei chron. Magenkatarrh der *Bier*-Trinker, Zunge, schmutziggelb:
> **Kalium bichrom. (6)**

— Gastritis alcoholica, akute und chron. Gastritis und Gastroduodenitis bei reizbaren, hypochondr. Neurasthenikern mit sitzender Lebensweise und Reizmittelabusus. Spast. Obstipation mit vergebl. Drang:
> **Nux vomica (6 oder 12)**

Atrophie der Muskeln, krankhafte: z. B. Daumenballen.
> **Plumbum (10)**

Allergie,
Insekten-, Arzneimittel- und Nahrungsmittelallergie:
> **Apis (4)** bis zu 2stdl. 5 Tr.

— allergisches *Ekzem* mit Bläschen und Blasen, heftig juckend. Kratzen verschlimmert:
> **Rhus tox. (8—12)**

— Haut brennt wie Feuer,
Bläschen- und Blasenbildung mit wäßrigem Inhalt, juckend-stechend. Oft Nierenreizung dabei:
> **Cantharis (6)**

Alveolitis nach Zahnextraktion:
> **Borax (6)**

Appetitlosigkeit post infectionem, Pankreasinsuffizienz!
(toxinaffinstes Organ des ganzen Körpers!):
> **Okoubaka (2)**
> 3 x 10 Tr.

Appendizitis, chronisch:
a) chronisch-rezidivierend:
> **Mercur. dulc. (4)**

b) chronica:
 Sulfur jod. (6—8)

Amputationsneuralgien:

a) auch Nervenverletzungen jeder Art, schlimmer von Kälte und Nässe, nachts. Große Berührungsempfindlichkeit. Auch bei traumatischem Schock und trophischen Störungen nach Verletzungen:
 Hypericum (3)

b) auch bei Ischias mit Spannungs- und Verkürzungsschmerz, auch bei Steißbeinschmerz (Kokzygodynie).
Wie bei Hypericum schlimmer nachts und von Kälte und Nässe:
 Ammonium mur. (= chloratum) (3—6)

c) Stumpfneuralgien, fast unerträgliche Schmerzen, die stark erschöpfen:
 Allium cepa (2)

Anosmie, wochenlang, bei Verstopfung der Nase (Natr. mur.):
 Selenium (3)

Arrhythmie, respiratorische:
 Acid. phosph. (3)

Ataxie mit ungeschickten, ataktischen Bewegungen, läßt häufig etwas fallen, Armbewegungen unregelmäßig und übereilt, wie von elektrischen Schlägen. Zittern der Glieder, Zuckungen! Nystagmus. Sprache erschwert, schlechtes Artikulieren. Zucken besser von Bewegung und aufhörend im Schlaf (!):
 Agaricus (6—12)

Aufbaumittel, allgemein, der verschiedenen Lebensalter
(nach STIEGELE):
A) Der *Kinder* und *Jugendlichen:*
 a) Physisch und psychisch reduzierte Kinder, die schlecht wachsen und schlecht lernen, stumpfsinnig und furchtsam sind, in der geistigen Entwicklung zurückbleibend:
 Barium carb. (12—15)
 2—3 x wö. (!), lange

69

b) Blaß, mager, frostig, großer Kopf, kleiner, magerer Körper. Spätes Laufen- und Sprechenlernen, Neigung zu Knochenverkrümmungen. Auch Pädatrophie:

Silicea (6—12)

c) Wachstums- und Entwicklungsstörungen. Langsames Zahnen. Rachitische Zeichen. Neurasthenie der Kinder, Skrofulose, Schulkopfschmerzen. Kinder hager, grazil, sensibel:

Calcium phosph. (6—12)

d) Pastös-lymphatische Kinder mit mangelhaftem Wachstum und körperl. und geistiger Schwerfälligkeit. Neigung zu Rachitis und Spasmophilie, zu Skrofulose und Lymphdrüsenschwellungen, Kopfschweiße im Schlaf, kalte Fußschweiße, feuchtkalte Hände (Flossen). Durchfallneigung. Unverträglichkeit von Milch. Verlangen nach Eiern.

Calcium carb. (6—12)

B) Bei Beanspruchung des gereiften Nervensystems im *mittleren Lebensalter:*

   a) **Kalium carb., -phos.** (6)
   b) **Zincum met.** (6)
   c) **Phosphorus** (8—10)

Einzelheiten sind in den Arzneimittellehren nachzulesen.

C) *Im Greisenalter:*

   a) **Barium carb., -jod.** (6—12)
   b) **Conium mac.** (6)
   c) **Ambra** (4—6)

Autokrankheit mit Fahrübelkeit und Erbrechen, Hinterkopfweh.

Cocculus (6)

(am besten kurmäßig, 3 x 1 Tbl.)

14. Blutungen

Bei Blutungen aller Art ist ein Fahnden nach der Blutungsquelle und damit nach Sitz und Ursache der Blutung das Wichtigste.

Bekanntlich liegen gerade bei Blutungen aus Körperhöhlen häufig typische, z. T. auch schwerwiegende organische Veränderungen vor, wie Tuberkulose, Tumoren oder Ulzera, Gefäßrupturen oder Schleimhautprozesse, die einer speziellen, teilweise auch chirurgischen Behandlung bedürfen.

Auch bei Verdacht auf eine hämorrhagische Diathese ist eine klinische Klärung des Krankheitsbildes unbedingt erforderlich.

Wenn wir *dennoch* im folgenden eine Reihe sehr bewährter Blutungsmittel der Homöotherapie vorstellen, dann einmal deshalb, weil sie bisher weitgehend unbekannt sind und somit so gut wie gar nicht genutzt werden, zum anderen aber vor allem deshalb, weil in Fällen akuter Blutungen jedweder Art die Ursache auf Anhieb selten geklärt werden kann.

Hier ist eine möglichst sofortige Hilfe zur einstweiligen Stillung der Blutung außerordentlich wichtig, zumal sonst nicht nur kostbare Zeit verstreicht und starke Blutverluste eintreten können, sondern auch aus psychologischen Gründen, da eine akute Blutung für den Patienten immer etwas außerordentlich Beängstigendes darstellt.

In solchen Fällen stehen uns — um erste Hilfe zu leisten — einige sehr gute Mittel zur Verfügung, von denen wenigstens einige gekannt sein sollten.

Sie können, bei richtiger Auswahl und in entsprechenden Fällen angewandt, oft rasche Hilfe bringen und eine akute Gefahr zumindest vorübergehend bannen.

In weniger dramatischen Fällen, wie etwa bei dem häufig vorkommenden harmlosen Nasenbluten oder der ständigen Neigung dazu, bei Blutergüssen nach Stoß, Schlag oder Fall oder bei gesicherten Hämorrhoidalblutungen, ist der Einsatz eines passenden Mittels oft von ausgezeichneter Wirkung.

— verschiedener Art, kapillär, dunkel, flüssig, hartnäckig, aus Nase, Mund, Lunge, Magen-Darm, Uterus und Blase, auch „heftige Unterleibsblutungen zur falschen Zeit" (STAUFFER).
Auch unter der Haut, unter der Sklera des Auges, auch „blaue Flecken" nach Stoß, Schlag, Fall.
(Blaues Auge: vgl. Ledum)
Blutergüsse, bes. große, spez. d. Alkoholiker

„Mittel läßt selten im Stich, folgt gut auf Arnica" (STAUFFER)
Acid. sulf. (1—3)

— unzeitiges, des Genitale, und Mittelschmerz.
Blutungen passiv, stetig fließend, mit Wundheitsgefühl.
Patient ohne jede Angst, ruhig im Gemüt (!), Venen voll, erweitert, schmerzhaft, leicht entzündet.
Ein wichtiges Venenmittel bei Varizen, Phlebitis, Varikozele, Hämorrhoiden und venös gestauten Schleimhäuten.
Hamamelis (∅—3)

— *kleine Wunden bluten stark* (vgl. Lachesis, Phosphorus)
„Blutzersetzung", allmählich einsetzend. Auch Blutungen aus allen Organen . . . auf dieser Basis.
Kreosotum (4—6)

— *blutunterlaufene Stellen,* vielfach in der Wirkung noch besser als Arnica bzw. folgt gut auf dieses.
Suggilationen und Blutgeschwülste nach Traumen.
Auch: hellrote Blutungen aus allen Körperhöhlen, langanhaltend.
Hellrotes Bluthusten der Trinker.
Blutunterlaufenes Auge *(blaues Auge)* nach Stoß, Schlag oder Fall.
Ledum (3—6)

— Blutergüsse, wenn in Gelenken und Bändern, mit entspr. Beschwerden:
Rhus tox. (8)

— *hellrot, ruckweise,* heftig, mit Pausen, jede Bewegung verschlimmert: Nasenblutungen (mit rotem Gesicht), mit Stirnkopfweh, Zahnfleisch, Lunge, Hämorrhoiden, Uterus (spez. Metro- und Menorrhagien) und Blase.
Erigeron canad. (4)

— der Hämorrhoiden mit Brennschmerz
Acid. mur. (6—12)
und **Acid. sulf.** (1—3) .

— *parenchymatös* = Sickerblutungen, z. B. während Operationen.
Sehr wichtig!
Phosphorus (12)
eine Gabe!

— *hellrote Blutungen,* akut, aus allen Organen, ohne Angst (!)
Bluthusten, Bluterbrechen, Nasenbluten, leicht rezidivierend,
Darmblutungen, bes. Hämorrhoiden, Gebärmutter- und Blasen-
blutungen.
Venöse Stauungen, Varizen.
Sehr wichtiges Mittel.
Millefolium (2—6)

— *dunkel, klebrig,* profus, anhaltend, auch *strähnig* oder *klumpig*
und lange, dunkle Fäden bildend.
Spez. auch Nasenbluten dieser Art d. Mädchen, immer wiederkeh-
rend. Auch an allen anderen Organen.
Bewährt.
Crocus sativ. (3—6)

— *kleine Wunden bluten stark:*
Blut gerinnt nicht (Phospor., Kreosot.) Wunden werden leicht
brandig. Auch zersetztes Blut.
Lachesis (12)

— aus allen Körperöffnungen, hellrot, nicht zersetzt, akut, gußweise,
mit Übelkeit (!), Angst, Atemnot.
Ipecacuanha (4—6)

— *kleine Wunden bluten stark.*
Hämorrhagische Diathese.
Schlechte oder fehlende Gerinnung.
Phosphorus (8—12)
selten!

— *hellrot, akut* mit großer Furcht und Beängstigung:
Aconitum (6)

— *hellrot, akut,* aber ohne jede Angst:
Millefolium (2—6)

— *eines der wichtigsten und bekanntesten Blutungsmittel:*
Blutungen arteriell und venös, auch Ekchymosen und Suggilationen, Blutergüsse nach Stoß, Schlag, Fall, Bl. nach Verletzungen
aller Art, nach Operationen und Eingriffen (Zahnextraktion).
Unterleibsblutungen nach Stoß oder Fall.

Wochenbettmittel: fördert Rückbildung und beugt Blutungen und Entzündungen vor.
Blutungsneigung, z. B. post partum.
Arnica (6)

— *bedrohlich, stark schwächend,*
(Menorrhagien mit heftigen Schmerzen in Rücken und Lendengegend, Lungen-, Magen-Darm- und Blasenblutungen).
Blutung hellrot, profus, heftig, gußweise, bei jeder Bewegung. Dabei drohender Kollaps mit schwachem, beschleunigtem Puls und kalten Extremitäten, Trübsichtigkeit und Ohrensausen.
Nach STAUFFER sehr bewährt bei Menorrhagien, auch bei klimakterischen Blutungen hartnäckiger Art.
Leitend: Rückensymptome.
Trillium pend. (2—4)

— aller Art, besonders aus den *Schleimhäuten* (Nase, Uterus, Magen).
Blutgerinnungsfähigkeit vermindert, auch Blutzersetzung.
Besonders bewährt bei *Nasenbluten* und ständiger Neigung dazu.
Sehr gute eigene Erfahrungen.
Natrium nitric. (3)
alle 5—10 Min. 3—5 Tr.

— mit *schwarzem, dunklem, flüssigem Blut,* aus allen Körperöffnungen. Auch Petechien. Auch hämorrhag. Diathese und septische Prozesse.
Crotalus horr. (15—30)

— *passiv,* dunkel, flüssig, dünn, von Atonie, anhaltend, oft auch übelriechend, sehr schwächend, dabei Kribbeln und Fingerkrämpfe.
Inneres Brennen, äußere Kälte.
Auch Abortblutungen dieser Art.
Secale (2—6)

— *im Klimakterium,* auch starke und zu häufig kommende Blutungen. Geringe Gerinnungstendenz. Auch Myomblutungen (s. dort)
Sanguinaria (2—6)

— *vikariierend* bei Ausbleiben der Regel (z. B. Nasenbluten oder Lungenbluten)

Pulsatilla (4—6)
oder **Phosphorus (12)**
nie zu tief.

— bei Bluthusten sind die wichtigsten Mittel:
Phosphorus (15)
eine Gabe.
Ipecacuanha (4—6)
Hamamelis (Ø)

15. Bronchitis

Ein sehr dankbares Gebiet individueller Homöotherapie.

Die häufig sehr voneinander abweichenden individuellen Bilder kennzeichnen die homöopathische Denkweise, neben dem klinischen Befund vor allem die persönlichen Erscheinungsformen einer Erkrankung zur Grundlage einer (möglichst optimalen) Arzneidiagnose zu machen.

Diese lassen sich mit den dazu passenden Mitteln oft sehr günstig beeinflussen und heilen.

Eine etwas langwierige arzneiliche Differentialdiagnose ist aber auch gerade hier ebensowenig zu entbehren wie eine sorgfältige klinische Diagnostik.

acuta:

— *Krampf-* und *trockener Kitzelhusten,* Stiche und Gefühl einer trockenen Stelle im Kehlkopf.
Schlimmer beim Niederlegen, beim Essen und Trinken.
Besonders der alten Leute.
„homöopathisches Codein":
Hyoscyamus (1—3)

— mit heftigem, unaufhörlichem *trockenem Husten (Bifurkationshusten),* sehr ermattend, mit sehr geringem oder keinem Auswurf.

Schlimmer durch Sprechen oder durch Einatmen kalter Luft.
Steckt den Kopf unter die Bettdecke.
Nächtl. Verschlimmerung, bes. 2—3 Uhr. (Vgl. Phosphor. u.
Spongia, beide aber nicht so ausgeprägt).
DD.: besser (!) durch kalte Luft und schlimmer durch Eintritt in
warme Luft: Bryonia, Natr. carb.
Rumex crispus (2—3)

— *lockerer*, aber *sehr schmerzhafter Husten*, muß aus dem Bett sprin-
gen und vor Schmerzen die Brust halten. *Schlimmer von naßkal-
tem und feuchtem Wetter*, bei Nebel und an Binnenseen, in feuch-
ten Wohnungen und durch wasserreiche Nahrung.
Frostig, ausgesprochen, Schmerzen spez. linke untere Brust.
Trockene, warme Luft bessert.
DD.: Schmerzen *rechte* untere Brust: Kal. carb.
Natrium sulf. (6)

— mit *krampfhaftem Kitzelhusten*, vom Hals ausgehend, mit *Kopf-
weh beim Husten* zum Bersten, mit Tränenfluß und Harninkonti-
nenz.
Trockenheits- und Wundheitsgefühl mit Heiserkeit und Brust-
schmerz.
Auswurf, dick, schleimig, salzig.
Große Erkältlichkeit bei naßkaltem Wetter.
Natrium mur. (4—6)

— mit Hustenreiz, der um so stärker ist, je mehr er hustet.
Kitzelhusten, trocken, erschütternd. Reiz hoch im Schlund, bei
oder nach Nasenkatarrh mit typ. Druck in Stirn und Nasenwurzel
(absteigender Katarrh). Kopfschmerz bei Husten. Schlimmer
abends beim Niederlegen. Schlaflosigkeit durch Husten. Auch
Heufieber- und trockener Masernhusten dieser Art.
Sticta pulmon. (∅—3)

— mit *hartem, trockenem, quälendem Husten*, schwerlöslichem Auswurf, *stechenden* Schmerzen, Wundheitsgefühl unter dem Brustbein. Sitzt im Bett, hält Kopf oder Brust vor Schmerzen.
Schlimmer durch jede Bewegung und nachts, bei Betreten eines
warmen Raumes (!).

Besser durch Druck (Liegen auf der kranken Seite) und Ruhe.
Grippehustenmittel!
Bryonia (3)

— mehr nervös, von Vagusreizung, mit *Reizhusten bis zum Erbrechen*.
Schlechter im Liegen.
Gefühl eines Fadens oder einer Haut im Hals, auch Zusammenschnürgefühl. Schleimhäute rauh, trocken, brennend. Frostigkeit, Verlangen nach Wärme.
Beginnende Grippekatarrhe mit Kopfweh und Abgeschlagenheit:
Sabadilla (4—6)

— mit von der Nase über den Kehlkopf *in die Bronchen absteigendem Katarrh* mit viel *Schleimrasseln* und *schwer löslichem Auswurf*.
Auch bei Bronchiolitis schwacher Greise mit Schwäche, Schlafsucht, Zyanose, Neigung zu Herzschwäche und Kollaps:
Ammon. carb. (3)

— mit *Krampfhusten*, großer Schleimansammlung und *Rasseln* auf der Brust, *Vagotonie*, Erstickungsanfälle, *Übelkeit* (bei *meist reiner Zunge*), *Würgen* und Atembeklemmung, Husten bis zum Erbrechen, spez. bei Kindern. Oft zu schwach zum Husten. Kein Auswurf. Oder: Husten bei jedem Atemzug, ohne Kraft.
Ipecacuanha (4—6)

— mit *zähem, fadenziehendem Auswurf*, zähsträhnig, wie Kaugummi, *schwer löslich*, mit *Würgen und Erbrechen. Reiz-, Krampf- und Kitzelhusten*, schlimmer gegen 23 Uhr und nachts von 2—3 Uhr, auch von Wärme in jeder Form.
Besser von Kalttrinken, durch kühle Luft:
Coccus cacti (3)

— mit *Reiz- und Kitzelhusten*, hohl und *trocken*, quälend, *sehr schmerzhaft*, wird — solange es geht — unterdrückt, von den oberen Bronchen ausgehend. Der ganze Körper zittert beim Husten.
Schlimmer abends und nachts, durch Kalttrinken und Hinlegen.
Auswurf zäh, spärlich, schwer löslich, *evtl. blutig*.
Brennen und Wundheitsgefühl in der Luftröhre:
Phosphorus (8—10)

— mit *hohlem, hartem, trockenem Husten, erschütternd* und *schmerzhaft.* Brennen und Wund- und Roheitsgefühl hinter dem Brustbein.
Kalte, rauhe, trockene Luft verschlimmert, auch Ausatmen.
Kalttrinken (Schluck) und Bettwärme bessern.
Wichtiges *Winter*hustenmittel!
Causticum (8—12)

— mit *Kitzel- und Krampfhusten, bellend* (!), trocken, hohl klingend, ähnl. Verbasc.
Nächtliche Hustenanfälle mit Brechneigung und Erstickungszuständen. Zäher, schwer löslicher Schleim. Brust sehr schmerzhaft (Stiche). Auch Krampf- und Keuchhusten mit Brechwürgen und Blutungen aus Mund und Nase (30):
Drosera (3)

— mit *trockenem, hartem Krampfhusten,* kitzelnd, mit *Husten-paroxysmen mit Erstickungsgefühl,* Würgen und Erbrechen. *Lautes Rasseln,* wenig zäh-schmieriger Auswurf. Stiche in der rechten unteren Brust, nach hinten durchschießend.
(Linke Brust: Natr. sulf.)
Schlimmer bei Liegen auf der kranken Seite.
Sehr gut krampf- und schleimlösend, erleichternd (Bryonia sekundiert gut).
Kalium carb. (6)

— mit *tiefem, bellendem Husten, bes. nachts,* stört die ganze Familie, wird selbst aber nicht davon wach (!) = *hohler Bellhusten im Schlaf.*
Verbascum (3)

— mit *Atemnot* (!), morgendlichem Husten und Verschleimung. Wenig Auswurf.
Auskult.: *reichlich Rasseln.*
Leitend: groß. Schleimrasseln (Trachea).
Mühsames, nur im Sitzen mögliches Abhusten (s. auch unter Bronchiolitis).
Tartarus emetic. (4)

subacut:

— auch Tracheitis und Laryngitis, trocken, mit stechenden Brustschmerzen.
Auswurf dick, zäh, mild, gelb.
Schlimmer abends, im Liegen, in Wärme, besser im Freien.
Auch Masernhusten und Grippehusten mit charakteristischem Hinterkopfschmerz.
Pulsatilla (4—6)

— mit lockerem Husten und leichtlöslichem Auswurf, sog. *„reifer Katarrh"*:
Hepar sulf. (4—6)

— mit *starker Schleimansammlung* in den Bronchien, Atembeschwerden und Beklemmung. Auswurf gelb-weiß, auch schaumig.
Wirkt *gut schleimlösend,* fördert Expektoration und rasche Abheilung:
Antimon. sulf. aurantiacum (2—4)

— mit Schleimansammlung und Rasseln auf der Brust. *Trockener Katarrh* mit Schmerzen und Wundheitsgefühl in der Brust.
Auswurf schleimig, zäh, schwerlöslich.
Husten bes. früh, *hart und erschütternd:*
Senega (3—4)

— mit hartnäckigen Katarrhen, *lange bestehendem, trockenem, quälendem Husten* mit *Schmerzen,* die bis zwischen die Schulterblätter ausstrahlen,
z. B. nach Erkältungen oder Pneumonie.
Auswurf wie Seifenbrühe oder grünlich salzig.
Schlimmer *vor allem nachts* von 3 bis 5 Uhr.
Kalium jod. (1—3)

— mit oft *profusem Auswurf* und reichlichem *Rasseln,* Atemnot und *Kitzelhusten.* Große Schwäche auf der Brust, kann kaum sprechen.
Auswurf widerlich süß, zitronengelb. Stich in der (li.) Brust.
Schlimmer nachts, von Sprechen; anfallsweise, sehr erschöpfend:
Stannum (6)

Bronchiolitis:

— mit *erheblicher Atemnot, hochgradigem Rasseln* auf der Brust, drohender Herzschwäche. (Vgl. Tartarus emeticus)
Ammon. jod. (3)

— der *Kinder und Greise,* mit stärkstem Rasseln, schwerer Atemnot; oft lebensrettend.
Ammon. carb. (2—6)

— mit *größter Atemnot und starkem, bedrohlichem Schleimrasseln, Nasenflügelatmen,* muß sich setzen. Todesangst. Husten und Gähnen im Wechsel, *Übelkeit, Brechwürgen.*
Kalte (Stirn- und Gesichts-) Schweiße. Zunehmende Schwäche.
Auswurf kommt um so schwerer heraus, je größer die Schwäche.
Herzschwäche droht mit aufgedunsenem, lividem Gesicht.
Schlummersucht.
Drohende Vagusparalyse!
Tartarus emetic. (6—8)
(Antim. tartaric.)

— mit viel Rasseln, Atemnot und Beklemmung, Husten anstrengend.
Schwerlösl. Auswurf. Hohes Fieber. Rasch zunehmende Schwäche.
Drohender Kollaps:
Antimon. arsenic. (3)

Bronchitis foetida und *Bronchiektasen:*

— mit *großer Schleimansammlung* und *starkem Rasseln. Atemnot.*
Evtl. Bluthusten. *Übelriechendes Sputum,* mißfarbig, schmierig, stinkend.
Phellandrium aquat. (6)

— mit Lungenabszeß,
immer wieder bewährt als gutes Resorptionsmittel und als gutes Kombinationsmittel von Jodum und Sulfur.
Sulfur jod. (6)

— mit profusem Auswurf mit grünlich oder grauen, eitrig-stinkenden Massen, speziell der Alten.
Copaiva (6—12)

chronica:

— speziell alter Leute.
Trockenheit mit Schmerzen oder auch Rasseln von Schleim-
ansammlung, Auswurf zäh, schwer löslich.
Atmung keuchend, rasselnd, muß sich setzen.
Husten spez. morgens, hart, erschütternd, sehr schmerzhaft.
Wundheitsgefühl in der Brust. Atemnot, Keuchen und Brust-
schmerz beim Husten (nach STAUFFER).
Senega (3—4)

— *alte Katarrhe, auf Erkältung zurückgehend* und nicht weichen
wollend.
In schweren Fällen auch:
Rasseln, keuchende Atmung, Nasenflügelatmen, harter Husten,
besonders nachmittags.
Auswurf gelbgrün, salzig, eitrig, übelriechend.
Fieber hektisch oder auch septisch. Saure Nachtschweiße.
Auch Emphysem und Asthma der Alten.
Lycopodium (12)

— mit schwer löslichem, dickem zähem Schleim, Atembeschwerden
und Beklemmung;
schlimmer nachts und morgens.
Immer wieder bewährt, auch in diesem Stadium.
Antimon. sulf. aurant. (2—3

Emphysembronchitis:

— *Grundbehandlung* in jedem Falle mit den beiden bewährten
Mitteln
Calcium carb. (6)
und
Carbo veget. (6)
im Wechsel.

— bei *Rechtsherzüberlastung* und bei Stauung im kleinen Kreislauf
Phosphorus (10)

— bei chron. Bronchitis und Emphysem *der Raucher* (nach GUTMAN)
Acid. sulf. (10)

B-Splitter

Balanitis, Orificium gerötet, Präputium gerötet und geschwollen, brennend:

>   **Yucca filamentosa** (1—3)
> — mit Urethritis:
>   **Mercurius sol.** (4)

Basedow, von STAUFFER empfohlen:

>   **Arsenicum jod.** (15—30)
>   selten: 1—2 x wö.
> — -herz mit mehr nervösen Störungen
>   **Cactus** (6—30)
>   tgl. eine Gabe und seltener!

Belastungsmyalgien im Rumpfbereich,
z. B. nach sitzender Lebensweise oder als Folge von Abkühlung:
(nach DECKERT)

>   **Ranunculus bulbosus** (3)

Berufskrämpfe (Klavierspieler, Geiger, Schuster)

>   a) **Curare** (12—30)
>   b) **Magnes. phos.** (6)
>   (in heißem Wasser 1—3 Tbl.)

Bettnässen (eine Auswahl)
— und nächtliches Schreien in der Evolutionszeit
   (nach SCHLÜTER-GÖTTSCHE):

>   **Belladonna** (6)
> — hartnäckig und chronisch mit Blasenhalsreizung:
>   **Sabal serrulatum** (3)
> — kleiner Mädchen von Anämie und Schwäche:
>   **Pulsatilla** (4—6)
> — im ersten Schlaf, besonders bei Frauen und Kindern (vgl. Sepia):
>   **Equisetum arvense** (3—6)
> — bei Blasenhalsschwäche der Kinder:
>   **Zincum** (6)

— bei älteren Jungen und Mädchen in den Entwicklungsjahren, besonders wenn sie anämisch sind.
Bewährt:

Kalium carb. (6)

— sonst auch empfohlen:

Arsenic. jod. (4—6)
oder **Urtica urens** (2)

Bienen- und Wespenstiche:

a) **Apis** (4, 6, 30)
20 Tr.
b) **Cepa allium** (2—6)
(auch äußerlich als verdünnte Tinktur)
c) **Ledum** (3—6)
und äußerlich: 1 Teel. der Tinktur ($\emptyset$) in $^1/_4$ Liter Wasser.
d) **Arnica** ($\emptyset$) äußerlich 1 Tr.
e) **Arsenic. alb.** (6)

Bindegewebsschwäche:

— mit Neigung zu Varikosis, zu Hordeolum und Katarakten, auch Hypertrophie-Neigung und Verhärtungen (Brust, Struma, Sehnen, Bänder, Faszien).
Uterusverlagerungen (Lilium, Sepia)
Uterus myomatosus:

Calcium fluor. (6—12)
2—3tägig (!) 1 Tbl., über lange Zeit.

— mit spätem Sprechen- und Laufenlernen, stinkenden Schweißen, besonders an den Füßen, schwachen, kraftlosen Gelenken, Wirbelsäulenverkrümmungen, geringer Heilungstendenz der Haut, der Schleimhäute, Knochen und Bänder. Neigung zu Neubildungen an Zellgewebe und Drüsen. Neigung zu stinkenden Eiterungen und Fistelbildungen, zu chronischen Neuralgien.
Großes Mittel:

Silicea (6—12)

Bißwunden, Ratten- und Hundebisse, auch Wunden von Nägeln, Dornen und Splittern:
> Hypericum (3)

Brachialgien, nächtliche, spez. der Frauen durch verlangsamte venomotor. Energetik:
> Aesculus (1)
— Brachialneuralgien, vom Hals bis in die Fingerspitzen mit Taubheitsgefühl, auch rheumatische Lähmungen:
> Kalmia (3—6)

Brechdurchfall der Kinder, spez. Sommer- und Zahnungsdiarrhoen:
> Apocynum cannab. (4—6)
— der Kleinkinder und Säuglinge mit starker Erschöpfung, Schlafsucht und Kollapsneigung, auch bei Pylorospasmus, sehr bewährt!:
> Aethusa cynapium (4—6)

Brustdrüsentumoren, gutartige Knoten in der Brust (Fibrome, Adenome):
> Phytolacca (3)
> und Conium (6)
> im Wechsel.

16. Cholezystopathie, Cholezystitis, Cholelithiasis

Wenn man auch bei der akuten, hochfieberhaften Cholezystitis neben allgemeinen Maßnahmen wie Nulldiät, absolute Ruhigstellung und evtl. Dauertropfinfusion nach den Regeln der Schule vorgeht und Antibiotika und Sulfonamide anwendet, schon um der Gefahr eines Gallenblasenempyems mit seinen Komplikationen vorzubeugen und manchmal sogar eine klinische Behandlung unumgänglich ist, *so ist das weite Feld der chronischen und chronisch-rezidivierenden Gallenblasenerkrankungen geradezu eine Domäne der Homöotherapie, einschließlich der Cholelithiasis und der Neigung zu Steinkoliken.*

84

Aus diesem Grunde sollen im folgenden die hier in Frage kommenden Mittel etwas breiter und eingehender dargestellt werden, denn Voraussetzung für einen therapeutischen Erfolg ist eben nun einmal die Kenntnis der hier passenden Mittel.

Einen Teil dieser Mittel werden Sie bei der Besprechung der Lebermittel wiederfinden, denn sie haben im allgemeinen auch einen vorzüglichen Einfluß auf die Leberfunktion.

Daß auch galle- und leberbedingte Fernwirkungen auf Magen, Oberbauch und Herz durch eine optimale Behandlung der Galle-Leber-Erkrankungen günstig beeinflußt werden können, ist nur allzu bekannt (Roemheld-Komplex, Pseudoangina pectoris, paroxysmale Tachykardien, hepatogene Obstipation und Diarrhoe usw.).

Die folgenden Galle-Leber-Mittel gehören zu den wichtigsten und wertvollsten der Homöotherapie und werden ihrer großen Bedeutung wegen bewußt etwas breiter dargestellt.

— mit Völlegefühl, Druck im rechten Oberbauch, auch stechenden Schmerzen. *Kann nicht auf der linken Seite liegen!* Weiße Zunge mit Zahneindrücken, bitterer Geschmack, Übelkeit beim Palpieren der Leber,
Erbrechen von grüngelbem saurem oder bitterem Schleim.
Obstipation (im Gegensatz zu Natrium sulf. und Podophyllum) aber kräftiger *Meteorismus* wie diese mit Kollern und Rumpeln im Oberbauch und Fernwirkungen wie Roemheld-Komplex, Pseudoangina pectoris, paroxysmale Tachykardie, kongestive, dumpfdrückende Supraorbitalkopfschmerzen rechts und Schulter-Armschmerzen rechts (nach DRINNEBERG).
Sehr gut galletreibend, beugt Steinbildung vor, verhütet Kolikanfälle. Ein sehr wichtiges Galle- und Lebermittel!
Carduus mar. (2)
3 x 5 Tr. und öfter

— mit dumpfem Schmerz in der Lebergegend, ist sehr empfindlich gegen Kleiderdruck. Fortgeleiteter *Schmerz am rechten unteren Schulterblattwinkel* (typisch). Wundheitsgefühl im rechten Oberbauch, auch Krampfen, besonders nachts, Übelkeit, Aufstoßen, Inappetenz. Geschmack bitter, viel *Durst (auf warme Getränke).*

Zunge dick gelb belegt, trocken, mit roten Rändern und Zahneindrücken, besonders frühmorgens.

Essen scheint zunächst zu bessern, wird aber nicht vertragen: Erbrechen, auch von Galle und Schleim.

Primär Durchfall: dünn, gelblich. Harn oft bier- bis dunkelbraun.

Sekundär auch Verstopfung mit grauen, tonfarbenen Stühlen, wie Schafmist. Auch Cholezystitis mit Übergang auf die Gallengänge und die Leber (nach DRINNEBERG).

Auch begleitende Duodenitis oder „Dyskinesie-Migräne," auch rechtsseitiger Gesichtsschmerz (nach PISCHEL). Wirkt vorzüglich cholekinetisch, antispasmodisch und bakterizid.

Chelidonium (2)

— mit dumpfem Druck bis Schmerz in der Lebergegend, Meteorismus und Flatulenz. Obstipation, aber auch „matschige" Stühle.

Appetitlosigkeit.

Grauweiß oder graubraun belegte Zunge mit schmerzenden (!) der vom Belag freien Stellen („Landkartenzunge").

Bitterer Mundgeschmack.

Allgemein; Lustlosigkeit, Müdigkeit, öfter Frösteln nach dem Essen, vielfach kalte Fingerspitzen (nach PISCHEL und DEICHMANN).

Sehr gute eigene Erfahrungen!

Taraxacum (1)
mehrm. tgl. 10 Tr. unverdünnt.

— fieberhafte Cholezystitis mit Leberparenchymbeteiligung. „Eines der wichtigsten Mittel bei entzündlichen Prozessen der Gallenblase und eines der zuverlässigsten bei Gallenstauung" (DAMMHOLZ).

Gelegentliche Stuhlabgänge mit *Tenesmen* (typisch). Viel Speichelfluß, übelriechend, gelblich gefärbte Nachtschweiße (nach PISCHEL).

Mercurius dulc. (2—4)
6 x 1 Tbl. in akuten,
3 x 1 in chron. Fällen,
aber nicht zu lange, höchstens 14 Tage, dann sollte ein pflanzliches Mittel folgen!

— mit Pericholezystitis, auch Perihepatitis (Serosabeteiligung) mit *stechenden Schmerzen*, durch jede Bewegung, Atmen und Husten *verschlimmert!*
Patient liegt deshalb gern ganz still auf der rechten (kranken) Seite.
Trockenheit aller Schleimhäute (Zunge, Darm) und Verstopfung mit trockenen Stühlen, wie verbrannt. Großer Durst. Jeder Ärger löst Schmerzanfall aus.
Bryonia (2—4)

— großes Schleimhautmittel.
Prädilektionsstellen sind Magen, Darm und Gallenwege.
„Greift regulierend und spasmenlösend in die Peristaltik der Gallenwege ein" (DAMMHOLZ).
Zunge schmutzig-gelb mit roten Rändern, Gefühl wie verbrüht.
Schwächegefühl im Leib wie nach Durchfall, dumpfer, anhaltender Magenschmerz. Stuhl hart, knollig, mit Schleim überzogen.
Schwellung der Leber mit Druckempfindlichkeit. Gallenstauung mit und ohne Ikterus, hellen Stühlen und Obstipation. Chron. Schleimhypersekretion des Verdauungstraktes (STAUFFER).
Von STIEGELE mit Card. mar. zu gleichen Teilen in Urtinktur oder D1 bei Cholezystitiden und Gallensteinleiden empfohlen (s. u.).
Hydrastis ($\emptyset$—1)

— Mittel der Wahl nach WAPLER, auch bei Cholezystopathie (s. o.).
Carduus mar. (1—2)

— mit Steinen, Gries und Sand, Neigung zu Koliken.
Auch Hepatopathie und Duodenalkatarrhe mit Magenstörungen und *Frühdurchfällen!*
Natrium sulf. (6)

— stärkeren Grades mit entzündlicher Reizung der Serosa und der Schleimhäute.
Bewährte Mittelkombination:
Bryonia (2)
und **Mercur. dulc. (4)**

— eine der besten Arzneien dagegen, reguliert Lebertätigkeit und Gallenfluß, neben Carduus mar. und Natr. cholein. (4):
Chelidonium (1—3)

— und Cholezystopathie mit Stauung, auch entzündlicher (s. o.)
Mercur. dulc. (4)
nicht zu lange!

— mit habituellen Koliken, auch *nach* Cholezystektomie, bewährt!
Carduus mar. (1—2)
länger.

— und Gallenkoliken bzw. Neigung dazu, bewährte Kombination
von STIEGELE:
Hydrastis (1)
Carduus mar. (1)
āā 5,0, ¹/₂stdl. 5 Tr. in heißem Wasser oder seltener.

— Kolikmittel nach WAPLER:
Atropin. (4)
oder **Belladonna** (2)
5minütlich 5—10 Tr. in Teel. heißen Wassers.

— mit Steinen oder Gries,
auch Hepatopathie und Duodenalkatarrhe, Gallenstauungen,
gallige Frühdurchfälle, auch Subikterus.
Natr. sulf. (6)

— und Cholezystopathie mit Gallenstauung. Leitend: Schmerzlose
Durchfälle sofort nach den Mahlzeiten, besonders nach Obst-
genuß. Periodizität der Beschwerden. Übelkeit und Aufstoßen
nach geringstem Diätfehler.
„Reguliert vorzüglich Leberfunktion und Gallenfluß".
China (4)

C-Splitter

Colica mucosa
            Sulfur jod. (6)

Colitis ulcerosa
1. **Aethiops antimonialis** (4) Tbl. (nach STIEGELE)
2. nach MÖSSINGER:
   Mercur. subl. (6)

17. Delirium

Wie schwierig ist doch die schulgemäße Behandlung dieser schweren Krankheitszustände!

Die angeführten Mittel sind oft hervorragend wirksam und nicht zu entbehren.

Nach wohl übereinstimmender Meinung kommen hier nur Hochpotenzen in Frage!

— mit akutester Hirnreizung und Erregungszuständen höchsten Grades mit machmal hochgradiger Raserei.
Große Geschwätzigkeit. Toben, Schreien, Beten, Lachen, Singen, Fluchen.
Patient wirft sich in alle möglichen Lagen, fährt plötzlich mit dem Kopf aus dem Kissen in die Höhe.
Gesicht hellrot, gedunsen!
Augen glänzend, wild, blutrünstig. Pupillen weit.
Gegenstände erscheinen verkehrt und schief.
Angst vor Dunkelheit, will immer Licht haben. Sprachstörungen mit Stottern. Zittern und Taumeln.
Will sich immer entblößen. Schamlosigkeit, Nymphomanie. (Akute Manie, auch puerperal, auch religiös, Delirium tremens.)
Stramonium (30)

— Hochgradige Hirnerregung bei *blassem* (!), leidendem *Gesicht.*
Pupillen weit, Augen stier, glänzend, Lichtscheu.
Hochgradiges Delir. wechselt mit geringerem, die ruhige Form herrscht im Gegensatz zu Belladonna vor. *Benommenheit vorherr-*

schend! Gelegentliche Ausbrüche der heftigen Form. *Gesicht blaß, bleich, eingefallen* (Veratr.) Argwohn, fürchtet, vergiftet zu werden. Halluzinationen.

Zunehmende Schwäche.

Benommenheit kann bis zu Graden von Opium zunehmen.

(Manien, Verfolgungswahn, Delirium tremens.)

Hyoscyamus (30)

— bei *hochrotem Kopf* und blutunterlaufenen Augen. *Delirium sehr heftig.*

Die heftigen Formen und Phasen sind häufiger als die ruhigen (Gegenteil: Hyoscyamus).

Sieht Geister, schreckliche Gesichter, Tiere etc., fürchtet allerlei Dinge, will ihnen entfliehen.

Bricht in Gelächter aus oder schreit und knirscht mit den Zähnen.

Gewalttakte. Rasen, Toben, Beißen, Schreien.

Pupillen weit, Lichtscheu.

„Kein Mittel hat so heftiges Delirium wie Belladonna."

Belladonna (30)

— mit schreckhaftem Gesichtsausdruck: sieht Tiere, schreckliche Dinge.

Hochgradige Benommenheit, Betäubung, Unempfindlichkeit des Nervensystems, mangelhafte Reaktion aus Schwäche.

Gesicht dunkelrot bis blau, stets heiß und in Schweiß, selbst bei Blässe.

Extremitäten kalt.

Schlafsucht, Betäubung, *Bild der Narkose, Pupillen eng,* schwach reagierend, Augen halb offen.

Kiefer herabhängend.

Schmerz- und Gefühllosigkeit, auf nichts reagierend.

Auch Apoplexie, spez. der Potatoren.

Opium (30)

18. Diarrhoe

Neben einer Klärung der Ursache und außer einer entsprechenden Allgemeinbehandlung ist bei dieser Indikation, die ja nur ein *Symptom* aller möglichen Erkrankungen ist, eine individuelle Homöotherapie in vielen Fällen nicht nur gerechtfertigt, sondern oft auch unentbehrlich.

Eine arzneil. Pauschalbehandlung jeder Form von Diarrhoe, speziell auch der chronischen und der chronisch rezidivierenden, führt meist nicht zum Ziel, vernachlässigt oft die eigentliche Ursache des Leidens und ist — vor allem bei längerer Dauer — nicht gefahrlos.

Wichtig ist das Beherrschen schwerer, lebensbedrohlicher Diarrhoen als Ausdruck einer schweren Allgemeininfektion, einer alimentären Intoxikation oder einer anderen Erkrankung, in deren Begleitung sie auftreten kann (Kollaps).

Hier leistet ein gut gewähltes Mittel Hervorragendes und ist praktisch durch nichts zu ersetzen.

Darstellung erfolgt in enger Anlehnung an die Angaben von STAUFFER.

A. Schwere Fälle:

— *Schwer, sehr bedrohlich, choleraartig,* schmerzhaft (heftigste Krampfkoliken). Stühle wäßrig-schleimig.
Drohender Kollaps mit Zyanose und Wadenkrämpfen, starker Durst, kalte Schweiße.
Auch bei Kindern.
Cuprum arsenic. (4—6)
3—4stdl.

— *Schwerste Gastroenteritis, choleraartige Bilder* mit *Kälte* und *Vasomotorenkollaps* (Gesicht verfallen, blaß bis bläulich, kalte Stirnschweiße, kalter Körper), auch „Darmgrippe" unter diesem Bild, mit und ohne Kollaps:
Stühle profus, wäßrig, geruchlos, unwillkürlich mit Brennen im Leib, größter Schwäche und eiskaltem Körper.
Auch: Aufstoßen, Erbrechen, Übelkeit bis zur Ohnmacht, Singultus, großer Durst.
Veratrum alb. (4—12)
1—2stdl.

— *Akute, schwere Gastroenteritis* mit großer *Schwäche* und *Todesangst.*
Stühle: brennend, klein, dunkel, häufig, aber auch wie Wasser wegschießend, *immer* aber *stinkend* (kadaverös, putrid). Leib äußerst empfindlich gegen Druck. Auch heftigste Krampfkoliken *vor* den Durchfällen. After brennt nach Stuhl. Große Übelkeit, Erbrechen.
Sehr bewährt auch bei akuter Darmvergiftung (Fleisch-, Wurst-, Fischvergiftung).
Sehr gute eigene Erfahrungen!
Notfalltasche!
Arsenicum alb. (6—12)

— Choleraartig, im Gefolge eines schweren, plötzlich auftretenden *Kollapses*, jeder Ursache mit rapidem Kräfteverfall, eiskalter Haut, kalten Schweißen, innerer Hitze. Großer Durst. Auch Herzschmerzen und Krämpfe (Lider, Finger, Waden).
Stühle meist schmerzlos, z. T. reiswasserartig. Übelkeit, Brechwürgen.
Besserung zeigen an: warmer Schweißausbruch und tiefer fester Schlaf.
Camphora (∅—1)
häufig.

— *Choleraartig, auch nach Fleisch- und Fischvergiftung* (Arsenicum alb.), mit sinkenden, dunklen, dünnen, aber auch blutig-schleimigen Stühlen mit heftiger Kolik und Tenesmen. Typisch: kaum fühlbarer Puls, eiskalter Schweiß, völlig verfallenes, blaurotes, angstvolles Gesicht, innere, brennende Hitze, größte Luftnot: will immer (bewegte) Luft zugefächelt haben! Dieses Mittel hat gewaltigen Einfluß auf die geheimsten Lebensprozesse!
Carbo veget. (30)
6—8 Gaben, kumuliert in heißem Wasser.

— mit dünnen, gelben oder blutig-schwarzen Stühlen, sehr stinkend, in kurzer Zeit stärkstens erschöpfend. Blähungen, Koliken, Tenesmen. Besonders angezeigt bei typhösen Krankheitsverläufen (siehe auch unter Sepsis).
Baptisia tinct. (3—6)

— *ruhrartig, schleimig-blutig-stinkend,* oft grün, mit *ständigem Stuhldrang* und dem *Gefühl des Nichtfertigwerdens, Tenesmen* (typisch), *auch nach dem Stuhl,* anhaltend.
Frösteln nach Stuhl.
Nächtliche Verschlimmerung.
Mercur. sol. (6—12)

— *ruhrartig, wäßrig-schleimig-blutig, aashaft stinkend,*
mit Rumpeln und Kollern im Leib, auch unfreiwillige Stühle.
Auch Sommerdiarrhoen durch Nässe und Kälte (ähnl. Bryonia und Dulcamara).
Rhus tox. (8—12)

— *ruhrartig* (schleimig-blutig) oder dünn, gelb, wäßrig-schaumig, wie gegoren.
Schneidende Koliken um den Nabel, Würgen und Brechreiz.
Sommer- und Herbstdurchfälle, Zahnungsdiarrhoen mit Erbrechen und Krämpfen.
Leitend: ständige Übelkeit und Brechreiz *bei prakt. reiner (!) Zunge.* Auch bei Amöbenruhr zu versuchen.
Ipecacuanha (4—6)

B. Morgendurchfälle:

— *frühmorgens, aus dem Bett treibend,* (Natr. sulf.)
mit Aufstoßen, Rumpeln und Kollern im Leib vor dem Durchfall, Stühle *profus, gelbwäßrig, stinkend, gußweise, mit Getöse weg-schießend,* sog. „*Hydrantenstühle*".
Nach dem Durchfall größte Schwäche. After wie wund und roh.
Podophyllum (6—12)

— *früh aus dem Bett treibend* (Podophyll.) oder bald nach dem Aufstehen. Stühle gallig, wäßrig, dunkel, heftig wegschießend.
Gleichzeitiger Abgang von Gasen. Rumpeln und Kollern rechts im Leib. Auch „Verstopfungsdurchfälle" mit harten Knollen in dünnen Massen.
Alles schlimmer auf mehl- oder wasserhaltige Nahrungsmittel!
Natrium sulf. (6)

— *frühmorgens,* schleimig-gallig, auch blutig, auch wie Sago oder Froschlaich, ölig-breiig mit Talgstückchen (Fettstühle? Pankreasinsuff.?) schmerzlos, aber sehr schwächend. Gefühl des offenstehenden Anus. Auch unfreiwillige Stühle bei Sphinkterparese, besonders bei Husten.
Meteorismus mit viel Rumpeln und Poltern im Leib.
Phosphorus (10—12)
selten

— *frühmorgens,* auch nach dem Essen, auch tagsüber, oder *ganz plötzlich* kommend.
Rektum wie mit einer schweren Flüssigkeit gefüllt.
Stuhl dünn, wäßrig, heiß, stinkend, wundmachend, mit Schleimklumpen, *wie aus einem Spundloch fortschießend.* Kongestionen zum Kopf und zum Rektum.
Evtl. große *Schwäche, klebrige Schweiße* und *Ohnmachtsanwandlung nach Stuhl.*
Auch Schließmuskelschwäche: Stuhl geht *unfreiwillig* und unbemerkt ab, *oft mit Flatus* oder Urin.
Tenesmen nach dem Stuhl.
Blähsucht zum Platzen.
Blähungskoliken, Abgang heißer Winde.
Vorwiegend *Dickdarmentzündung* (!) als Ursache der genannten Durchfälle.
Großes Mittel!
Aloe (6—12)

— *ähnlich* wirkt dieses Mittel:
Stühle unverdaut oder dünn-gelb, stinkende Blähungen.
Knurren und Poltern im Leib. *Auch unfreiwilliger Stuhlgang: bei jedem Flatus wird die Wäsche beschmutzt.*
Großer Durst. Magenschmerzen mit Würgen und Erbrechen. Heißhunger.
Oleander (6—12)

— *frühmorgens,* zwischen 4—6 Uhr, *mehr chronisch,* aus dem Bett treibend. Stühle brennend, unverdaut, auch wäßrig-schleimig, stinkend. After wund und sehr gerötet. Diarrhoe und Obstipation wechseln öfter. *Auch Folgen von Ruhr.*

Blähungen wie faule Eier riechend. (H_2S)
Großes Konstitutions- und Entgiftungsmittel. Cave: Erstverschlimmerung!
Sulfur (8—12)
seltener

C. **Nach Ernährungsfehlern und bei Unverträglichkeit:**

— *Brechdurchfall der Kinder* nach falscher Ernährung oder im Sommer, bedrohlich aussehend mit großer Erschöpfung oder gar
Krämpfen nach Durchfällen, auch Kollapsneigung. Stühle gelbgrün, wäßrig-schleimig.
Aethusa cynap. (4)

— gallig oder schleimig-wäßrig, in der Farbe wechselnd, *kein Stuhl
gleicht dem anderen,* oft nach Mitternacht oder gegen Morgen.
Von vielem Essen, fetten Speisen, Gefrorenem, auch von Erkältung.
Pulsatilla (4—6)

— *besonders auf gekochte Milch,* aber auch Sommer- und Zahnungs-
diarrhoen *der Kinder,*
Stühle gelb-wäßrig.
Ausgesprochene Tympanie, spez. nach dem Essen. Meteorismus
und Blähungskoliken. Abgang von viel stinkenden Blähungen.
Typisch: Mund und Zunge trocken, aber kein Durst (!) und
Ekel schon beim Denken an Speisen (Colchicum) und
Ohnmacht bei geringstem Anlaß.
Neuropathische Konstitution.
Nux moschata (2)

— *schlimmer durch geringstes Essen und Trinken*
(nur warmes Trinken und äußere Wärme bessern) heftiger, sehr
plötzl. Stuhldrang.
Stühle gelb-wäßrig, gußweise, sehr reichlich, heftig.
Darm schwappend und plätschernd. Akute Gastroenteritis mit
Brechdurchfall mit Übelkeit, Erbrechen und Ohnmachtsneigung.
Croton tigl. (6)

— nach dem Essen und Trinken, oder auch nachts, schmerzlos, mit
    Flatus, dünn, stinkend, *schwächend* (typisch!) *besonders nach
    Obstgenuß* und nach Erkältung. Tympanie, beklemmend.
    Ekel vor Milch, Abneigung gegen Obst, Appetit schlecht.
    China (3—6)

— als *Folge von Kohl- und Krautgenuß,* mehr chronische Katarrhe
    elender, magerer Personen.
    Durchfälle wäßrig oder unverdaut, stinkend, *meist morgens früh,*
    am Tage ganz aufhörend.
    Dabei viel Blähungsabgang, Koliken und Tympanie.
    Petroleum (6)

— *nach Fettgenuß,* vor allem:
    Pulsatilla (4)

— *nach Süßem,* wonach starkes Verlangen, was aber *nicht* vertragen
    wird, vor allem:
    Argent. nitr. (6)

— *nach sauren Getränken,* vor allem:
    Antimon. crud. (4)
    oder **Pulsatilla (4—6)**

— *nach Bier,* vor allem:
    Kalium bichromic. (6—12)

— *nach Weingenuß,* vor allem:
    Zincum (3)

— *bei Unverträglichkeit von Milch,* vor allem:
    Natrium carb. (3—4)

D. **Speziell der Kinder:**

— gallig, gelb-wäßrig oder wie Spinat, nach faulen Eiern riechend (!)
    wundmachend. Leib oft aufgetrieben und Blähungskoliken.
    Folgen von Erkältung und Zahnen.
    Chamomilla (3—6)

— *sauer,* schaumig, wie gegoren. Leibschmerzen und Stuhldrang zum
    Schreien. Frostschauer beim Stuhl. *„Das ganze Kind riecht sauer".*

96

Dünn- und Dickdarmkatarrhe der Kinder, auch Zahnungskrämpfe mit *sauren*, breiigen Durchfällen.
Rheum (2—3)

E. Nervöse Durchfälle:

— *bei jeder Erregung*, besonders nach Schreck, aber auch bei Aufregung. Erwartungsverschlimmerung.
Stühle grün, stinkend, wegspritzend. Dabei reichlich Blähungsabgang bei Meteorismus und Flatulenz.
Auch bei langwierigen Geschwürsprozessen im Darm brauchbar.
Argentum nitr. (6)

— schmerzlos, weißgrau, fast geruchlos, wenig schwächend (!), eher erleichternd (!), akut wie chronisch. Darm voller Gase, Rumpeln, Knurren, Poltern.
Acid. phos. (3)

— als *Folge von Schreck oder Erregung:*
Stühle gelb, dünn, auch unfreiwillig.
Gelsemium (6—12)

— *nach Schreck* mit Furcht, von Ärger:
Opium (6—30)

— *nach Ärger*, akut, aber auch nach Erkältung im Sommer, nach Kalttrinken. Stühle: profus, gußartig, schleimig-gallig, selbst blutig.
Besonders frühmorgens, bei der ersten Bewegung, aus dem Bett treibend. Kolik bei Tympanie. Jede Bewegung verschlimmert.
Bryonia (3—6)

F. Sonderformen:

— *schmerzlos*, profus, sturzweise, dünnflüssig, hell, übelriechend, stark erschöpfend.
Hält oft lange an.
Dabei u. U. Anurie (!) von Paralyse, immer aber Kribbeln und Ameisenlaufen der Glieder. Inneres Brennen, äußere Kälte. Auch Kollapsneigung.
Secale (2—6)

— *oft von Husten begleitet,* besonders früh, aus dem Bett treibend.
Rumex crispus (1—3)

— *bei Oxyuren und Askariden* mit Wurmkolik:
Mercur. sol. (15)

— schmerzlos, wäßrig-blutig-schleimig, schlimmer *nach Kalbfleisch-genuß.* Dabei Kopfweh und eiskalte Hände.
Kalium nitric. (2—3)

— jeder Art, mit und ohne Kolik, auch schwerere Formen, fast spezi-fisch:
Reguliert, tonisiert, „wirkt entzündungshemmend und anti-toxisch".
Uzara (1—3)
2—3stdl. 5 Tr.

— *hepatogen,* chronisch,
dünn, gelb, lehmig, auch i. W. mit Verstopfung: graue, tonfarbene Schafmiststühle.
Chelidonium (2—6)

19. Dysmenorrhoe

Eine fachärztliche Klärung der Ursache sollte in jedem Falle hart-näckiger Dysmenorrhoe vorausgehen, da diese bekanntlich die ver-schiedensten Ursachen haben kann.

Bei der oft vorkommenden nervlich-vegetativ bedingten Form bei entsprechenden Typen mit inkretorischer Störung hat sich neben einer Allgemeinbehandlung und außer einer Konstitutionsbehandlung eine Anzahl homöotherapeutischer Mittel sehr bewährt, von denen hier einige vorgestellt werden sollen.

Daß allgemein krampflösende Mittel wie Magnesium phosphoricum (6) oder Colocynthis (4) in akuten Fällen palliativ bessern können, sei zumindest erwähnt. Im übrigen ist von bekannten Autoren, unter ihnen besonders von KABISCH, sehr viel Wichtiges über Frauenleiden im allgemeinen und im besonderen veröffentlicht worden.

Das Studium dieser Arbeiten sei Interessenten dringend empfohlen.

— bei spärlicher, regelmäßiger Periode. Schmerzen vom Rücken um das Becken herumziehend, dort mit Krämpfen endend.
Ein Hauptmittel.
Viburnum op. (∅)

— unregelmäßig, krampfhaft, fliegend-wandernde Schmerzen, spez. vor Eintritt der Regel. Uteruskrämpfe mit wehenartigen Schmerzen.
Caulophyllum (2)

— im Rücken, von Hüfte zu Hüfte, zu den Oberschenkeln ausstrahlend. Je stärker die Regel, um so stärker die Schmerzen. Menses fast stets unregelmäßig. Überempfindl. gegen Schmerzen. Stimmung oft gedrückt.
Cimicifuga (4)

— bei zu starker Regelblutung.
Blut dunkel, teilweise klumpig, ruckweiser, sehr schmerzhafter Abgang. Allgemeine krankhafte Überempfindlichkeit gegen Schmerzen, „hypernervös", „zum Wahnsinnigwerden", auch Wärme verschlechtert.
Gemüt: ungeduldig, verdrießlich.
Chamomilla (3—6)

— bei zu später Regel.
Krampfhafte Schmerzen und große Schwäche (so schwach, daß sie kaum gehen, stehen oder sprechen kann). Ausdruck der *allgemeinen* Schwäche.
Leib aufgetrieben.
Cocculus (6)

— nervöser Art (ähnlich Chamomilla) anfallsweise, sehr heftig, in die Beine ausstrahlend.
Dioscorea vill. (6—12)
nicht zu häufig.

— bei Anämie und entsprechenden Beschwerden, bewährt.
Kalium permang. (3—4)
2—3 Monate lang.

— adipöser, robuster Frauen.
Cerium oxalic. (6)

— mit Herzschwäche und dem Gefühl des Gepacktseins an Herz und
Uterus bei starker zu früher, dunkler Blutung.
Cactus (1—3)

D-Splitter

Darmvergiftung, spez. Fleisch- und Wurstvergiftung, sehr bewährt:
Arsenicum alb. (6)

Descensus uteri, Prolaps, Verlagerung.
Platina (6)

— „kein besseres Mittel neben Platin" (STAUFFER).
Stannum (6)

„Drainagemittel" nach NEBEL und VANNIER, besonders bei Ekzem,
aber auch sonst u. U. sehr wichtig, z. B. *vor* Nosoden, zwei Mittel:
Berberis (3)
und **Fumaria** (1)

Dystonie, neurozirkulatorische, auch „Neurasthenie" mit reizbarer
Schwäche.
(Ausdruck einer Störung im Kalk-Phosphor-Stoffwechsel).
Phosphorus (10—30)
rel. selten; 1 x wö.

20. Ekzem

Zu diesem Kapitel wäre viel zu sagen. Abgesehen von der Einteilung in akute und chronische Ekzeme kann man sie natürlich bei Namen nennen, wie die Schule es tut. Das allein ist jedoch schon eine Wissenschaft.

Die schulgemäße Behandlung des Ekzems ist — trotz aller neuen, zum Teil sehr erfolgreichen Mittel, immer noch eine rein äußerliche bzw. palliative, von den bekannten Allgemeinmaßnahmen wie Saftfasten, Salzentzug und Kostumstellung einmal abgesehen.

Man kann Ekzeme aller Art aber auch homöopathisch sehen, das heißt, ihr Bild, ihre Erscheinungsform mit den Arzneimittelbildern bestimmter, in der Homöotherapie bewährter Mittel vergleichen.

Therapeutisch kommt man so zu einem ganz anderen Vorgehen:

Die Diagnose einer Ekzemform ist dann im optimalen Falle eine *Arzneidiagnose* und damit *der* Weg für eine erfolgreiche *innere Therapie* des Ekzems.

Wir kennen so und unterscheiden z. B. ein Graphit-Ekzem von einem Sepia-Ekzem, ein Rhus-tox-Ekzem von einem Sulfur-Ekzem, ein Petroleum-Ekzem von einem Natrium-muriaticum-Ekzem etc.

Wer — wie der Verfasser — einmal erfolgreich homöopathisch Ekzeme behandelt und eine gewisse Sicherheit darin erlangt hat, wird nicht wieder darauf verzichten wollen.

Daß beim chronischen Ekzem in erster Linie eine konstitutionelle Behandlung angezeigt sein wird, darauf haben alle Autoren immer wieder hingewiesen. Homöotherap. ist das möglich. Die Mittelwahl ist oft schwierig und es sind im allgemeinen höhere Potenzen in seltenen Gaben nötig. Die Behandlung dauert naturgemäß länger, ist aber eine sehr dankbare Therapie, die oft genug zu einer völligen Heilung führt. Bedenken wir doch immer, daß Ekzeme schließlich nur das sichtbare Bild einer inneren Störung sind, ganz gleich, ob es sich um eine Reaktion des Körpers auf schädigende äußere Reize (allergische Ekzeme, Kontaktdermatitiden) oder um die auf der Haut bemerkbaren Erscheinungen einer ererbten oder erworbenen inneren Stoffwechselstörung handelt.

Der optimale Weg zur Behandlung von Hauterkrankungen ist demnach sicherlich der der individuellen, die eigentlichen Ursachen und das persönliche Erscheinungsbild berücksichtigenden inneren Allgemeinbehandlung.

Dazu gibt uns die Homöotherapie die notwendigen Mittel an die Hand. Eine Auswahl der wichtigsten „Hautmittel" (die im Grunde viel mehr sind als reine Hautmittel) soll im Folgenden dargestellt werden.

— *akut, wie Feuer brennend* (typisch) weniger juckend,
schlimmer von Kratzen und *nachts*, spez. nach Mitternacht.
Entweder nässend, übelriechend *oder trocken*, mehlartig schuppend. Haut trocken, schmutzig, fahl. Wärme wird — im Gegensatz zu sonst bei Arsen — nicht vertragen. (In chronischen Fällen mehr hyperkeratotische, trophische, septisch-gangränöse Hauterscheinungen.)
Arsenicum alb. (6—10)

— *akut, aber auch chronisch: vesikulär*, mit sehr heftigem *Jucken und Brennen* und Nässen: Haut geschwollen, gerötet, mit zahlreichen Bläschen und Blasen, die platzen und stark nässen, auch eitern.
Keine Borkenbildung!
Keine Besserung durch Kratzen.
Auch dyshydrotische Ekzeme dieser Art.
Rhus tox. (8—12)

— *akut*, mit brennender, feuerroter Haut, mit Pusteln, Bläschen und Blasen mit wäßrigem Inhalt.
Häufig ist Blasenreizung mit Brennschmerz zugegen.
Cantharis (6—8)

— *akut* und subakut,
mit zahlreichen juckenden, brennenden, stechenden Bläschen auf rotem Grund, Pusteln und gelbe Krusten bildend.
Haut an den Knochenvorsprüngen wie angewachsen: Spannen von Infiltration.

102

Besondere Lokalisation: Kopf und Hoden (Skrotalekzem, fast spezifisch). Begleitend oft heftige Durchfälle oder rheumatische Beschwerden.
Bewährt nach STAUFFER.
Croton tigl. (12)

— *subakut* und chronisch:
schuppend, nässend, schorfend, auch eiternd, auch pustulös, besonders an der Stirn-Haargrenze und in Knie- und Ellenbeugen.
Sehr bewährt!
Natrium mur. (4—6)

— *subakut und chronisch,*
aller Art, auch Neigung dazu. Brennend, mit Papeln und Borken, *nässend, übelriechend.*
Jucken und Kribbeln zwingen zum Kratzen, dann die Stelle wechselnd.
Auch Haarausfall mit Jucken und Schuppen.
Haut sehr berührungsempfindlich!
Staphisagria (4—6)

— *subakut und chronisch,*
nässend, eiternd, mit roten Flecken und Knötchen. Haut sehr reizbar, empfindlich gegen Berührung (Staphisagria).
Reiben der Haut ruft Brennen, Jucken und Nässen hervor.
Gesichtshaut fettig, glänzend, schmutzig aussehend.
Stinkende Schweiße an Genitalien und Füßen.
Starke, gegen Morgen auftretende Nachtschweiße, mehr an unbedeckten (!) Stellen (typisch).
Neigung zu Warzenbildung.
Haar trocken, glanzlos, ausfallend.
Nägel oft weich, spröde, rissig.
Großes Konstitutions- und Entgiftungsmittel!
Thuja occ. (6—12)

— *seborrhoisch,* auch nässend, am Kopf, fettige Haut mit „Blüten" und Bläschen, spez. in der Lebergegend, an Händen und Füßen.
Haarausfall an Kopf, Bart, Augenbrauen, Lidern. Hautjucken, spez. inerdigital und an den Handflächen.
Selenium (6—12)

— *nässend, übelriechend;* Haut wund, wie rohes Fleisch, leicht blutend beim Kratzen oder Verbinden. Brennen nachts in Bettwärme. Allgemein: Frostigkeit bei Unverträglichkeit von Bettwärme. Nicht erleichternde gelbl. übelriechende Nachtschweiße.
Mercur. sol. (10—12)

— *chronisch*
bei rauher, unrein wirkender Haut. Ekzeme aller Art, auch nässend, besonders auch pustulös, durch Nässe (Waschen, Kaltbaden) deutlich verschlimmert. Scheut Wasser. *Brennen und Jucken der Haut, besonders nachts* in Bettwärme.
Jucken verschlimmert.
Alles brennt (Haut, Se- und Exkrete). Unangenehmer bis widerlicher Körpergeruch. Scharfe Sekrete.
Unnatürliche Rötung der Körperöffnungen, Hitzewallungen.
Typisch: Wechselbeziehungen zwischen Haut und Schleimhäuten bzw. Organen, z. B. Wechsel zwischen Ekzem und Asthma (Zincum).
Cave: häufig Erstverschlimmerung.
Großes Konstitutions-, Reaktions- und Entgiftungsmittel!
Sulfur (6—30)
rel. selten.

— *chronisch,* mit nässenden, leicht blutenden Ausschlägen und *honigartigen Absonderungen* (typisch)
besonders hinter den Ohren und in den Gelenkbeugen, interdigital, um Mund und Augen, an den Handflächen.
Bewährt auch bei stets einreißenden Ohrläppchen (!).
Großes Konstitutionsmittel, besonders bei Adipösen und Hypothyreotikern.
Graphites (6)

— *chronisch,* seborrhoisch, konstitutionell, Ausschläge mit Hautjucken, Schorfe wie Kreide.
Haut blaß, kalt, gedunsen, schlaff. Auch Milchschorf und Dermatitis seborrhoides, der Säuglinge und Kleinkinder. [Zusammen bzw. im Wechsel mit Calcium phos. (6) und Barium carb. (8—10) „die Methode der Wahl".]
Calcium carb. (6—12)

— *chronisch*, an den verschiedensten Körperstellen, auch an Falten und Beugen, graphitähnlich!

Tiefe Schrunden und Rhagaden, spez. an den Fingerspitzen, auch bei Hyperkeratose der Hohlhand mit tiefen, schmerzhaften Schrunden, die nicht heilen wollen.

Schmierige, eitrige, stinkende Sekrete, Jucken und Brennen der Haut.

Übelriechende Schweiße.

Alles schlimmer während des Winters oder ausschließlich dann.

Sehr gute eigene Erfahrungen.

Petroleum (8)

— *chronisch*, verschiedener Art (Sulfur), „ein wichtiges Mittel bei allen chron. Hautausschlägen" (STAUFFER).

Ekzem *nässend, schorfig* (spez. Kniekehle) oder *auch bläschenbildend* (Mund, Kinn, Gelenke, Ellenbeugen).

Auch herpetiform (Herpes simplex oder tonsurans).

Besonders *nächtliches Hautjucken*, geht beim Kratzen in Brennen über. Auch Urtikaria bei Regelstörungen.

Überhaupt: weibliche Genitalstörungen aller Art, auch klimakterische Ausfallserscheinungen.

Stinkende, saure Schweiße (Genitale, Füße).

„Leberflecken", Chloasmata uterina. Wichtiges Konstitutionsmittel der Frauen, besonders im und jenseits des Klimakteriums.

Sepia (6—12)

— *chronisch*, trocken oder feucht, *häufig faulig riechend*, brennend.

Haut trocken, fleckig, gelblich. Starker Juckreiz, besonders nachts.

Ausschläge oft rechts oder rechts beginnend.

Wertvolles Mittel bei chron. Leber- und Stoffwechselleiden und bei chron. schleichenden Krankheiten.

Lycopodium (10)

Sonderformen:

— mit Knötchen, stark juckend, an den Fingergelenken, auch Bläschen, stecknadelkopfgroß, mit nächtl. starkem Jucken.

Lolium tem. (6)

— mit *kleienartiger Schuppung* (ausgeprägt) mit Jucken und Kribbeln, Verschlimmerung durch Wärme (!) besonders Bettwärme.
Kalium ars. (4—6)

— *der Hohlhand:*
Calcium fluor. (12)
2—3tägig, lange.

— *capitis* mit dicker, gelber Schorfe, wie eine Haube.
Cicuta virosa (12—30)

21. Erysipel

Es scheint beinahe überflüssig zu sein, in der Ära der Sulfonamide und Antibiotika noch eine homöotherapeutische Behandlung des Erysipels empfehlen zu wollen.

Doch zum einen haben sich die Zeiten geändert und Überempfindlichkeitsreaktionen der Patienten z. B. gegenüber Penicillin sind immer häufiger anzutreffen, zum anderen versagen diese Mittel bei chronisch-rezidivierenden Formen oft.

Die sehr guten Erfahrungen bei den verschiedenen Formen des Erysipels berechtigen uns, auch heute noch die Homöotherapie bei dieser Erkrankung dort einzusetzen, wo aus irgendwelchen Gründen die übliche Therapie nicht angezeigt, kontraindiziert oder nicht erfolgversprechend ist.

— mit *glatter, stark geröteter Haut*, glänzend. Hohes Fieber, evtl. Fieberdelirien.
Belladonna (6—8)

— der *ödematösen Form* mit *stechenden Schmerzen*.
Abkühlung lindert sehr.
Apis (4—6)

— mit *Blasenbildung* (bullöse Form) und *brennenden Schmerzen.*
Nach STAUFFER „vorzüglich bewährt, noch besser als Rhus tox.“
Cantharis (6—12)

— mit *bläschenförmigen Veränderungen,* großer Unruhe und evtl.
Bewußtseinstrübung. Bläschen auch im Gesicht.
Rhus tox. (8—12)

— *ohne Blasenbildung,*
soll nach WAPLER und MEZGER schlagartig und fast immer helfen:
Belladonna (6—8)
und **Graphites** (6—8)
3stdl. im Wechsel.

— *stets rezidivierend,* mit zurückbleibenden Hautverdichtungen mit
Jucken und Abschuppungen.
Graphites (8)

— *stets wiederkehrend,*
Infiltrate zurücklassend, Haut unheilsam, neigt zu Eiterungen:
jede Schramme eitert.
Haut sehr empfindlich gegen Kälte und Berührung.
Hepar sulf. (6—12)

— mit blauroter, gedunsener Haut, äußerst berührungsempfindlich,
verträgt keine Verbände, keinen Druck. Neigung zu sept. Verlauf
mit hohem Fieber und Kollaps,
spez. auch bei alten Leuten.
Lachesis (12—15)

E-Splitter

Eifersucht, unbegründete, krankhafte.
      Lachesis (12—15)
      selten.

Eigensinnigkeit der Kinder,
besonders ausgeprägt.
Es ist mit ihnen einfach nichts anzufangen.
Tuberculinum bov. (30)
eine Gabe!

Emphysem der Alten mit zunehmender Herzschwäche,
nicht selten lebensrettend (STAUFFER).
Antimon. arsen. (3—4)

Entwicklung der Kinder

a) verzögert, erschwert.
Lernt schlecht Laufen und Sprechen.
Silicea (15)
selten

b) verzögerte, sehr langsame geistige Entwicklung, vor allem spätes
Sprechenlernen!
Natrium mur. (25)
14tägig 7 Globuli

c) verspätetes Sprechen- und Laufenlernen. Geistige und körperliche
Entwicklung sehr langsam und spät.
Verstand, Perzeption und Gedächtnis schwach.
Denkfaulheit, ungeschicktes Benehmen, tölpelhaft.
Auch idiotisches Verhalten der Kinder.
Agaricus (10—15)

d) verzögert, verlangsamt, mit an Imbezillität erinnernden Bildern.
Schwache, blöd erscheinende Kinder, kann man im Laufe weniger
Monate aufleben und gedeihen sehen (STAUFFER).
Barium carb. (12—30)
rel. selten

Epikondylitis:

bewährt hat sich eine Kombination dieser beiden Mittel, die im
Wechsel gegeben werden:
Hepar sulf. (6) Tbl.
und **Hekla Lava** (6) Tbl.

Epilepsie, eine langsame Verblödung verhindernd:
Bufo rana (12—30)
Cuprum acet. (12)
Zincum val. (30)
im Wechsel, selten, 1 x wö.

Epistaxis, spez. in der Pubertät, häufiges, sehr bewährt.
Natrium nitr. (3)

— früh beim Waschen des Gesichtes.
Ammonium carb. (2—6)
häufiger

Erbrechen der Kinder, sehr hartnäckig,
„bestes Mittel".
Ipecacuanha (4—6)

Erbrechen der Säuglinge, vor allem Milcherbrechen, wird im hohen
Bogen bald nach der Einnahme erbrochen (Pylorospasmus).
Sehr bewährt!
Aethusa cynap. (3—4)

Erbrechen bei verdorbenem Magen
ein Hauptmittel neben
Antimon. crud. (4)
Pulsatilla (4)

Ergrauen der Haare, vorzeitiges:
Acid. sulf. (6)

Eröffnungsperiode unter der Geburt *erleichtert* bei rigidem Muttermund.
Sehr bewährt.
Gelsemium (6)

Erregung des Kindes, jedesmal *vor* der Schule, kann nichts essen,
erbricht, hat Bauchschmerzen.
Zittrige Handschrift.
Magnesium carb. (6)

Erröten, rasches und häufiges, bei krankhafter Schüchternheit. Seelisch-körperliche Hemmungen in Gegenwart anderer.
Ambra (4—6)

Erschlaffung der elastischen Fasern
an Bändern, Sehnen, Faszien, in Gefäßen und Lunge. (Bindegewebsschwäche)
Großes Mittel!
Calcium fluor. (12)
2—3 tägig 1 Tbl., lange.

Erschöpfung, nervöse, geistige, körperliche

a) sehr große, mit beständigem Müdigkeitsgefühl, Schwere der Glieder, spez. der Beine, Hinterkopfschmerz, durch die geringste geistige Anstrengung verschlimmert. Große Niedergeschlagenheit, Apathie, Gleichgültigkeit, Mangel an Konzentration etc.
Acid. picrin. (12—30)

b) allgemeine, *mit Zittern* (Kopf, Glieder, Augen, Knie), Taubheit und Eingeschlafensein der Hände und Füße.
Versagen der Glieder (Muskeln), der Knie, des Nackens und des Rückens. Drehschwindel bei Heben des Kopfes. Folgen von Nachtwachen und Schlafdefizit.
Cocculus (6)

c) große, *geistige und körperliche*, durch Schlaf *nicht* gebessert! eher schlechter danach (!)
Sehr schwach, auch Zittern, spez. der Zunge. Oft Übelkeit dabei, blasses Gesicht und Schwindel. Sonnenhitze verschlimmert.
Lachesis (12)

d) hochgradige, allgemeine, muß sich nach geringster Anstrengung wieder hinlegen. Keine regionäre Schwäche wie etwa bei Stannum (Brust) oder im Leib (Ignatia, Sepia), sondern allgemeine Schwäche. Verlangen nach Stimulantien, besonders Alkohol. Sexualneurasthenie! Männliche Hysterie!
Selenium (30)

110

e) nervöse, mit Depression, Hypochondrie, Gedächtnisschwäche und Angstzuständen, z. B. Agoraphobie, auch nervöse Schlaflosigkeit und Psychosen mit Sinnestäuschungen.
Kalium phos. (6)

Examensangst, Furcht *vor* einem Ereignis.
Sehr bewährt.
      Argent. nitr. (6) Nervenwirkung
      Strophanthus (2) Herzwirkung

22. Fieber

Dieses *Symptom* als Ausdruck der verschiedensten Erkrankungen mit seiner unterschiedlichsten Symptomatik wird homöotherapeutisch immer nur als Ausdruck einer Gesamterkrankung und im Rahmen einer Ganzheitsbehandlung gesehen.

So wird eine mit dem jeweiligen Simile-Mittel durchgeführte Behandlung nicht nur eine reine Fiebersenkung zur Folge haben, sondern den Patienten in seiner vollen Symptomatik berücksichtigen und die hinter dem Fieber stehende Erkrankung gleich welcher Art erfassen und heilen können.

Wir müssen im Rahmen dieser Aufstellung zwar auf die Darstellung *aller* bei Fieber in Frage kommenden Mittel verzichten, wollen wir doch nicht alle fieberhaften Erkrankungen von der Angina über die Pneumonie bis zum Typhus und der Sepsis abhandeln.

Trotzdem wird ein Großteil der hier aufgeführten Mittel für viele fieberhafte Erkrankungen als Heilmittel in Frage kommen, *wenn* sie dem Simile entsprechen.

Die folgende Aufstellung soll Ihnen das Finden des Simile-Mittels erleichtern.

— plötzliches, meist abends, hoch, bei plötzlich hereinbrechenden Er-
krankungen, von Erkältung, besonders von kalten, trockenen
Winden. *Trockene Hitze: Haut trocken, heiß, ohne einen Tropfen
Schweiß!*
(Sobald Schweiß auftritt, ist Aconit *nicht* mehr angezeigt!).
Im ersten Stadium einer Erkrankung, auch im Froststadium, wenn
noch kaum lokalisierbar.
Großer Durst auf kaltes Wasser. Erhebliche *Unruhe und Angst.*
Augen glänzend, starr, Puls voll und schnell, hart, gespannt,
Kongestiver Kopfschmerz.
Überempfindlichkeit der Sinne gegen Schmerzen (schreit und
weint), kalte Luft und Berührung (!), Geräusche, Licht und
Gerüche.
Warmer Schweißausbruch zeigt Besserung an.
Aconitum (6)

— *akut, plötzlich, heftig,*
mit starker Kopfkongestion, aber kalten Füßen. *Haut gerötet,
scharlachähnlich. Dampfende Schweiße,* besonders der bedeckten
Stellen und des Gesichtes.
Schleimhäute trocken, gerötet, akut entzündet, mit Trockenheit
und Brennen, *Entzündungen schon mehr lokalisiert als bei Aconit.,
überall (!) möglich.* Angezeigt *im ersten, kongestiven Entzün-
dungsstadium.*
Augen glänzend, Pupillen weit. Lichtscheu. Heißer Kopf, große
Unruhe. Delirium-Neigung!
Belladonna (6)

— *Fiebermittel ersten Ranges,* im akuten und besonders im subakuten
Stadium. *„Eines der besten Fiebermittel,* sowohl bei *Entzündungen*
als auch *besonders bei Infektionskrankheiten* (STAUFFER). Puls
wenig gespannt, mehr weich und voll. Patient liegt *ruhig im
Fieber.*
Steht zwischen Aconit und Belladonna einerseits und Gelsemium
andererseits. Entzündungen aller Art im 1. und 2. Stadium mit
starken Schmerzen, schlimmer nachts.
Bewährt bei Otitis media, hier nahezu spezifisch (aber D12!).
Bessert unter Auftreten warmer, anhaltender, angenehmer
Schweiße.

Beruhigt und bringt erquickenden Schlaf.

Ferrum phos. (6—12)

— mehr subakut, mäßig hoch, mehr schleppend, mit dunkelrotem heißem Gesicht, wie betrunken (STAUFFER).
Schläfrig vor Erschöpfung, Benommenheit, Betäubung. Glieder wie zerschlagen. Hände und Füße kalt.
Zittern vor Frösteln. Mäßiger Durst. Kongestiver Kopfschmerz, dumpf oder pulsierend, am Hinterkopf oder besonders an der Schädelbasis. (Grippekopfweh).

Gelsemium (6—12)

— langsam steigend, als Entzündungsfieber im 2. Stadium der Entzündung von Schleimhäuten und Serosa (Infiltration, Exsudation). Stechende Schmerzen, jede Bewegung verschlimmert, Druck und Liegen auf der kranken Seite bessern.
Hitze mit Durst auf viel Wasser. Schleimhäute trocken, vom Mund bis zum After. Puls voll und hart.

Bryonia (3—6)

— katarrhalisch, schlimmer abends und nachts. Frostschauer wechseln mit Hitze. Heißer Nachtschweiß, besonders am Kopf. Gesicht gerötet, häufig nur *eine* Wange. Heftiger Durst im Frost- und Hitzestadium. Krampf- und Durchfallneigung, allgemeine Reizbarkeit. (Erkältungskatarrhe, Folgen von Zugluft, Durchnässung.)
Hauptsächlich *Kindermittel!*

Chamomilla (3—6)

— katarrhalisch-infektiös, auch Grippefieber, mit *Zerschlagenheitsschmerzen in den Knochen*. Alle Körperteile äußerst empfindlich. Schmerzen zum Stöhnen. Kopfweh zum Bersten. Augenmuskelschmerz, Lichtscheu.
Große Unruhe, muß sich stets herumwerfen.
Typisch: Galleerbrechen auf dem Höhepunkt der Krankheit, erschöpfend, aber sehr erleichternd.
Eines der zuverlässigsten Grippemittel.

Eupatorium perfol. (3—6)

— bei Infektionskrankheiten mit hohem, auch septischem Fieber.
Kopf heiß, Körper und Glieder kalt. Auch Grippe mit heftigen

Muskel- und Gliederschmerzen, Schwäche und Zerschlagenheitsgefühl.

Hals- und Rachensymptome (Trockenheit, Brennen, Stechen, schmerzhaftes Schlucken besonders von warmen (!) Getränken) fehlen selten.

Phytolacca (3—6)

— katarrhalisch-infektiös.

Hitze mit trockenen Lippen, die dauernd geleckt werden, aber so gut wie *kein Durst.* Rotes Gesicht.

Schweiße, Schlafsucht.

Neigung zu Schleimhautkatarrhen mit dicken, gelben, aber milden Absonderungen.

Pulsatilla (6)

— mit großer nervöser und körperlicher *Unruhe* und Ruhelosigkeit, Haut heiß, trocken, rot, dabei Frösteln, nur zeitw. Hitze, ohne Durst, oft Herpes labialis, sehr heftige saure Schweiße, besonders gegen Morgen. Viel Gähnen und Gliederschmerzen. Zustände nach Unterkühlung, Durchnässung.

Rhus tox. (8—12)

— mit Hitze und Brennen des ganzen Körpers und *dennoch Scheu vor Entblößen,* auch vor Bewegung (leitend), Gesicht heiß und rot, Füße und Hände oft kalt.

Heftiger Durst im Froststadium. Übelriechende, saure Schweiße. Frostschauer und Schüttelfrost bei akuten Erkältungen.

Nux vomica (6—8)

nicht zu häufig.

— adynamisch, periodisch, auch „schleichende Zehrfieber" unbestimmter Art, mit Schläfrigkeit und Erschöpfung, ist trotzdem ruhelos.

Schwindel.

Phosphorus (10—12)

rel. selten.

— *periodisch, auf den Stundenschlag* wiederkehrend (sehr typisch). Trockene Hitze wechselt mit Frost. Kopfkongestionen.

Cedron (6)

— periodisch, 1—3—4tägig (!), auch — wie Cedron — auf die Stunde wiederkehrend.

Grippe- und Wechselfieber mit Frost und Schlafsucht. Heftige Schweiße, spez. im Schlaf.

Gelenk- und Knochenschmerzen.

Kopfweh in Stirn und Schläfen, mit Unfähigkeit zu denken.

Sabadilla (4—6)

— bei *Infektionskrankheiten schwerer und schwerster Art mit sehr hohem anhaltendem Fieber* mit *Benommenheit. Verwirrung, Schlafsucht.*

Wenig Durst. *Große Erschöpfung und Hinfälligkeit.*

Unterlage erscheint zu hart (Arnica), muß stets die Lage wechseln.

Auch bei typhösem Fieber mit rotem, heißen Gesicht und *stupidem,* wie betrunken erscheinendem *Gesichtsausdruck.*

Zunge trocken, kaum zu bewegen.

Alle Schleimhäute dunkelrot bis livid.

Brauchbar bei allen schweren septischen und typhösen Fieberfällen. Die Wirkung ist rasch und zuverlässig.

Baptisia tinct. (3—6)

23. Fluor

Fluor als Symptom in seiner großen Mannigfaltigkeit und unterschiedlichsten Ausprägung bedarf nicht nur einer klinischen, womöglich fachärztlichen Klärung, sondern möglichst auch einer auf die Gesamtpersönlichkeit abgestimmen homöotherapeutischen Behandlung, die — innerlich genommen — den Gesamtzustand berücksichtigt und auf *dieser* Basis — also nicht nur durch Vaginalzäpfchen — den sehr lästigen Beschwerdekomplex noch am ehesten zu heilen vermag.

Eine Auswahl der wichtigsten Mittel, wie wir sie bei STAUFFER eindrucksvoll geschildert bekommen, soll hier vorgestellt werden und Ihnen die Wahl des Simile erleichtern.

— *eiweißähnlich*, auch stärke- oder kleisterartig, *profus, langanhaltend, nach* zu früher, zu starker, zu langer und schmerzhafter Regel.
Borax (3—6)

— *wäßrig, profus, scharf, gußweise*, bei *spärlicher,* zu später oder aussetzender Regel.
Typ: oft gedunsen bis adipös, träge, frostig, chronisch obstipiert, hypothyreotisch.
Graphites (6—12)

— *wäßrig,* dünn, *scharf, wundmachend, sehr schwächend (!)*
bei *schwacher Regel* und *viel Kreuzweh, besser durch Rückenlage auf Hartem* (!).
Trockenheit der Schleimhäute, hier spez. der Vagina und Schmerz bei Verkehr ist typisch. Großer Durst. Große körperl. und geistige Erschöpfung, Abmagerung und Blässe.
Natrium mur. (4—6)

— *wäßrig, gelbgrün, ätzend, übelriechend,* auch wundmachend.
Hartnäckiger Trichomonadenfluor.
Lageveränderungen des Uterus jeder Art, Prolapsgefühl, muß die Beine kreuzen. Hinfälligkeit, Schwäche, Zittrigkeit. Große sexuelle Reizbarkeit.
Symptome sind akuter und heftiger als bei der verwandten Sepia.
Lilium tigr. (4—6)

— profus, die Schenkel hinablaufend, eiweißartig oder gelblich.
So profus, wie die Regel sein sollte!
Alumina (6)

— dick, zäh, gelb, wundmachend, spez. im Intermenstruum, auch Pruritus vaginae dabei.
Auch bei Geschwürsbildung angezeigt.
Hydrastis (3—6)

— scharf, ätzend, *faulig, stinkend* (wie die Regel!),
gelb und wundmachend, mit Jucken und Brennen.
Kreosotum (4—6)

— *dunkel* und *übelriechend* (evtl. Amenorrhoe wegen Anämie, vor allem in den Entwicklungsjahren).

Schlechter bei Anstrengung.

Kreuzschmerz und -schwäche und Rückenbrennen typisch.

Helonias (1—3)

— *gelbgrün, übelriechend,* juckend, *fressend.* Stärker *vor* der Regel.
Wundmachend *nach* der Regel. Brennend heiße Vagina (typisch).
Regel zeigt alle Variationen, meist spärlich. Prolapsneigung.
Chronische Stauungszustände im Unterleib.

Sepia (6—8)

— *scharf, eitrig, hautreizend, spitze Kondylome* machend (!).
Regel sehr früh, sehr stark, langanhaltend!
Wehenartige Regelkrämpfe.
Große geschlechtliche Erregung.

Sabina (4—6)

— *dick, mild, rahmig,* der Anämischen, nach Erkältung, nassen
Füßen, in der Pubertät.
Ovarielle Insuffizienz mit zu später, spärlicher, unregelmäßiger
oder auch ausbleibender Regel.
Regelkrämpfe.

Pulsatilla (6)

— *eitrig-wäßrig, scharf,* wundmachend.
Regel zu oft, zu stark, zu lang.

Prunus spin. (∅—1)

— chronisch, reichlich, *so* scharf, daß er Löcher in die Wäsche
frißt (!).

Jodum (12)
frische Präparate!

24. Furunkulose

Nach eigenen Erfahrungen ein sehr dankbares Gebiet der Homöotherapie!

Wenn — wie immer wieder einmal behauptet wird — in der Homöotherapie schließlich *nur* die Person des Arztes heilt, so könnte man sich ob einer solchen Suggestivkraft gerade auch bei dieser Indikation Einiges einbilden.

Daß dem jedoch *nicht* so ist, kann jeder Therapeut erfahren, wenn er in entsprechenden Fällen die geeigneten Mittel anwendet.

Wir bringen eine Auswahl der wichtigsten Mittel.

Weitere Hinweise finden Sie unter dem Stichwort „Abszeß".

Die eventuell notwendig werdenden chirurgischen Maßnahmen wie Inzision und Spaltung können ohne weiteres folgen oder vorangehen, ebenso allgemeine Maßnahmen wie Alkohol-Dunstumschläge oder Spezial-Salbenverbände.

Bei rechtzeitiger Behandlung erübrigen sich chirurgische Eingriffe jedoch oft, bei chronisch rezidivierender Furunkulose sind sie leider oft nur rein kurative Maßnahmen.

Ob und wann man bei Furunkulose zum oft bewährten Penicillin greift, etwa in Fällen gefährlicher Gesichtsfurunkel, muß dem behandelnden Arzt je nach Lage des Falles überlassen bleiben.

— viele kleine, äußerst schmerzhafte, in schneller Folge auftretende Furunkel:
  Arnica (6—12)

— einfache, überall auftretend, eines nach dem anderen, auch hartnäckig, rezidivierend. Sehr oft bewährt!
  Sulfur jod. (6)

— bei „unheilsamer", stets zu Eiterung neigender, sehr *kälte- und berührungsempfindlicher Haut. „Jede Schramme eitert!"*
  Auch Karbunkel und Phlegmonen, stets wiederkehrendes Erysipel. Sehr schmerzempfindlich!
  Hepar sulf. (6—12)

— *mit Lymphdrüsenbeteiligung:*
  Drüsen schmerzhaft geschwollen. Frostschauer, übelriechende, gelbliche, nicht erleichternde Nachtschweiße.
  Mercur. sol. (6)

118

— bei *äußerst berührungs- und druckempfindlicher Haut* und *typischer livider, zyanotischer Verfärbung des F. und seiner Umgebung.*
Neigung zu septischem Verlauf! Stinkende Absonderungen.
Sehr wichtiges Mittel.
Lachesis (12)

— *bei veralteten Fällen* mit hartnäckigen Drüsenschwellungen.
Calcium jod. (3—4)

— *hartnäckig, immer wiederkehrend,* nicht reifen wollend, blaßbläulich. Haut blaß, gelblich, trocken. Nach Zwiebeln riechende Schweiße! Allgemeine Frostigkeit, aber Verschlimmerung durch Wärme. Tiefgreifendes Mittel bei chron. Leber- und Stoffwechselstörungen, auch bei chronisch-progressiven Leiden mit Neigung zu Abmagerung.
Lycopodium (6—12)

— und Karbunkel mit *Brennschmerz* und *drohender Sepsis!*
Haut blaß, graugelb, wächsern, kühl. *Großer Durst* auf kleine Mengen.
Sekrete dünn, scharf, ätzend, wundmachend.
Deutliche Erschöpfung, *große Unruhe*, auch Angst.
Arsenicum alb. (6—12)

— und Karbunkel mit Fieber, fürchterlichen, *brennenden, wütenden Schmerzen.*
Geschwüre blauschwarz, aashaft stinkende Sekrete. Beginnende und fortschreitende Gangrän.
Anthracinum (12)

— *zur Ausheilung* — nach Spontaneröffnung oder Rückbildung, auch nach evtl. notwendiger Inzision und Spaltung — fördert ideal Resorption, gute Narbenbildung bzw. Heilung.
Großes Bindegewebsmittel!
Silicea (6) Tbl.

F-Splitter

Fahrbeschwerden:

a) mit Drehschwindel, Hinterkopfweh, Übelkeit, Brechreiz und Erbrechen, völliger Erschöpfung. Widerwille gegen jede Nahrungsaufnahme.
Gute eigene Erfahrungen!
Cocculus (6)
(am besten kurmäßig! sonst aber schon einen Tag vor der Reise beginnen).

b) mit Übelkeit und Brechreiz, Schwindel und Hinterkopfweh. Beide Mittel sind sich ähnlich, werden empfohlen.
Petroleum (6)

Fallfolgen, auch länger zurückliegende.
Arnica (10—12)
innerlich stdl. 10 Tr. (und seltener bei älteren Fällen)
als Injektion (Quaddel),
auch als Salbe der DHU.

Fersenschmerz:

a) rheumatisch:
Cepa all. (3)

b) — und Sohlenschmerz, ungewöhnlich kalte Füße:
Sabina (3—4)

c) auch:
Cyclamen europaeum (4)

d) — und Achillessehnenschmerz:
Valeriana (4)

e) — und Fußsohlenschmerz beim Gehen, Kältebesserung!
Ledum (6)

f) bei ausgedehnten, zumindest aber sehr schmerzhaften, harten Schwielen!
Antimon. crud. (4)

120

Fettherz (siehe auch Adipositasherz)
mit Neigung zu Herzschwäche und Zirkulationsstörungen
(Ödeme, Anasarka, Aszites). Wirkt nach STAUFFER recht gut als
Diureticum.
>> **Mercur. dulc.** (6)

Fisteln:

a) aller Art, auch an Knochen, Gelenken und Drüsen, mit dünnen,
übelriechenden Eiterungen, bei Sequestern, Fremdkörpern etc.
Sehr bewährtes Mittel.
Beste eigene Erfahrungen.
>> **Silicea** (6)

b) aller Art, z. B. Hoden-, Mastdarm- und Thoraxfisteln,
bewährt nach JULIAN:
>> **Argentum met.** (6—10)
>> auch als Injektion!

c) und Geschwüre, stinkend, leicht blutend, mit Splitterschmerz!
>> **Acid. nitr.** (4—6)

d) von Knochen, Drüsen, Schleimhäuten, mit dünnem, stinkenden,
ätzenden Eiter.
>> **Acid. fluor.** (6)

Fleisch-, Fisch- und Wurstvergiftung,
bewährt, unentbehrlich!
>> **Arsenicum alb.** (6)

Foetor ex ore:

a) widerlich, auch stinkende Fußschweiße:
>> **Fumaria off.** (10)
>> 2 x 5 Tr.

b) auch
>> **China** (2)

c) und
>> **Sulfur jod.** (6)

d) mit klebrigen Handschweißen:
>> **Natrium mur.** (15)
>> selten.

e) sehr stark, widerlich, das ganze Zimmer riecht danach, übelriechender Speichelfluß, stark weiß belegte Zunge.
   (Stomatitis, Ginginvitis, aber auch Anginen und im Gefolge anderer Erkrankungen.)
   Mercur. sol. (6—12)

Frakturen, die schlecht heilen wollen, mit schlechter, ungenügender oder gar fehlender Callusbildung.
Dieses Mittelpaar hat sich sehr bewährt:
   Calcium phos. (6)
   3 x 1 Tbl.
   Symphytum (3)
   2—3 x 5 Tr.

Fremdkörper abstoßend (!)
a) Hauptmittel (vgl. auch Fisteln).
   Silicea (6—12)
b) guter Sekundant:
   Hepar sulf. (4—6)
c) aber auch:
   Natrium sulf. (6)

Frigidität

Frigidität der Frauen ohne Libido, Regel zu früh, zu lang, zu stark, schmerzhaft. Fluor folgt, eiweiß- und kleisterartig, 14 Tage lang. Pruritus vaginae.
   Borax veneta (3—6)

Frigidität der Frau mit Abneigung gegen Verkehr.
   Völlig fehlendes Wollustgefühl. Regel schwach. Fluor eiweißartig, die Wäsche gelb färbend. Niedergeschlagen, als ob ein unglückliches Ereignis bevorstünde.
   (Bewährt . . .)
   Agnus castus (6—30)

Frigidität der Frau, mangelndes Wollustgefühl, Abneigung gegen Verkehr. Trockenheitsgefühl in der Vagina mit Brennen und Wundheit. Neigung zu Vaginismus infolge der Schmerzen. Oft andere

Symptome (Reflektor. Art), wie Kopfschmerz, Übelkeit, Frostgefühl etc. Gemüt: fast immer niedergeschlagen, traurig, ängstlich, weinerlich, schlimmer (!) durch tröstlichen Zuspruch.

Natr. mur. (6—12)

Frigidität der Frau, besonders als Folge geschl. Überreizung oder geistiger Ermüdung — zunehmende Gedächtnisschwäche, Stimmung gedrückt und schwermütig. Taubheitsgefühl in den Gliedern. Zunehmende Gedächtnisschwäche!

Kalium bromat. (4—6)

Fußgelenkschmerz und -schwäche,
ständig, stolpern wegen Beinschwäche.

Silicea (6)
und **Ruta** (3)

Fußschweiße, widerlich stinkend:

Fumaria (10)
— widerlich riechend, durch Kaltwerden der Füße leicht unterdrückt. Typischer Habitus: Schwäche von Körper und Nerven.

Silicea (15)

Frostschäden:
— und Frostbeulen, aufbrechend bzw. Neigung dazu. Schlecht durchblutete Haut bei Anämie. Auch Frostschäden hartnäckigster Art, alljährlich wiederkehrend. Auch als DHU-Salbe sehr brauchbar. Erstes, sehr bewährtes Mittel:

Abrotanum (1—3)
— und Frostbeulen mit *Rötung, Jucken und Brennen.* Eisnadelgefühl unter der Haut. Lokalisation: Ohren, Gesicht, Nase, Zehen, Finger.

Agaricus (6)
— und Frostbeulen, *bläulich*, auch entzündet, bei Anämie, Venosität, mit blaß-bläulichen, lividen Armen und Beinen, auch Erythrocyanosis crurum puellarum. Stets frostig und kühl, aber Verschlimmerung durch Wärme, Besserung durch Kühles, Bewegung.

Pulsatilla (4—6)

— und Frostbeulen und -geschwüre, hartnäckig.

Jucken und Brennen der Haut. Haut trocken, unrein, rissig, empfindlich und schmerzhaft. Auch sehr schmerzhafte Schrunden und Rhagaden.

Petroleum (4—8)

25. Gastritis, Gastralgie

Es ist nur allzu natürlich, daß bei dieser Indikation eine ganze Anzahl von Mitteln in Frage kommen kann, von denen jedes seinen festen, unverwechselbaren Platz hat.

Sie *so* darzustellen, daß man sie eindeutig in ihrer Besonderheit erkennt, bedarf leider einer gewissen Breite.

Bei der Wichtigkeit dieses Leidens und der Vielfalt der vom Magenpatienten geklagten bzw. klagbaren Beschwerden ist das aber nicht weiter verwunderlich.

Es wird also nicht immer leicht sein, aus der rel. großen Zahl von Mitteln das für den betreffenden Fall passende Simile zu finden. Die Einteilung in akute, subakute, chronische, subacide und hyperacide, vegetativ-nervöse Gastritis und in Gastralgien mit und ohne Ulkus ist deshalb ein wenig willkürlich, da fließende Übergänge bestehen und bei einigen Mitteln sowohl akute wie chronische Zustände vorkommen, sowohl hyper- als auch subacide Magensaftverhältnisse beobachtet werden. Man achte daher auf die ganz besonders typischen Symptome eines jeden Mittels, die es — mit differentialdiagnostischen Hinweisen auf ähnliche Symptomatik bei anderen Mitteln — von allen anderen unterscheidet. Den sog. Modalitäten kommt hier eine besondere Bedeutung zu.

Wenn also diese Indikation mit zu den schwierigsten in bezug auf die arzneiliche Differentialdiagnostik zählt, so steht aber auch fest, daß es kaum ein dankbareres Gebiet gezielter Homöotherapie gibt als dieses.

STAUFFER als großer Kenner der Magenpathologie hat uns eine sehr differenzierte Beschreibung der typischen Erscheinungsbilder zahlr. Mittel hinterlassen. Wir haben dem — Jahrzehnte danach — kaum noch etwas hinzuzufügen ... und zitieren ihn daher oft wörtlich.

Die wichtigsten Mittel sind erfaßt, so daß es Ihnen nach einer gewissen Einarbeitungszeit nicht allzu schwer fallen dürfte, das in Frage kommende zu finden und damit rasche und sichere Hilfe bis zur vollständigen Heilung eines Patienten zu gewährleisten.

a) **akut:**

— *als Folge von Magenüberladung* oder Durcheinanderessens, *(„verdorbener Magen"),* auch infolge „nutritiver Allergie" unklarer Genese (ohne Eosinophilie) *Gefühl des überladenen Magens. Dick-weiß belegte Zunge, wie angestrichen (!),* pappiger Mundgeschmack, saures Aufstoßen, nach Speisen schmeckend. Völlegefühl, *Übelkeit, möchte brechen.* Ekel vor jeder Nahrung. Leib gebläht, aufgetrieben. *Erbrechen, das nicht erleichtert,* fühlt sich eher elender (!), auch bei leerem Magen, *sehr erschöpfend. Fettintoleranz* (wie Pulsatilla). *Ausgesprochene Empfindlichkeit gegen Wein und Saures* (Früchte, Essig).
Auch Kaltwasserallergie.
Gedanke an Essen und Speisegeruch machen ihn wild, andererseits ausgesprochener *Heißhunger — als Gegenphase (!): Hypoglyk.!* Essen beseitigt das Hungergefühl *nicht!* Verflechtung von seelischer Verstimmung und Magenbeschwerden mit Subacidität ist durch das Mittel oft zu beheben. Kaum ein Schmerz im Mittelbild (außer Rektum und Füße).
Antimonium crud. (4)

— mit *Übelkeit und Brechreiz nach reichlicher Mahlzeit,* als Folge von Magenüberladen, *besonders von Fettem,* zu viel Gefrorenem, *spez. 2 Stunden nach dem Essen, Erbrechen* von Schleim und Galle und Kältegefühl, *mit Kopfschmerz und Schwindel.*
Sodbrennen, besonders nach fetten und sauren Speisen.
Völle und Druck nach dem Essen wie von einem Stein (Nux vom.). Zunge gelb oder weiß belegt, *trockener Mund,* trockene Zunge, aber so gut wie *kein Durst* (!) (Mercur umgekehrt).

Auch Magenkrämpfe und Blähungskoliken. Auch: nicht stinkende, wäßrige Diarrhoen von stets wechselndem Aussehen (typisch). (Nach STÜBLER ist die akute Gastroenteritis dieses Bildes mit fortgesetztem Erbrechen, spez. der Kinder, nicht an den „verdorbenen Magen" gebunden). Sonst große Ähnlichkeit mit Antimon. crudum.
Pulsatilla (4—6)

— mit *ständiger, quälender Übelkeit* (und Brechreiz) *bei* (meist) *reiner Zunge* (Leitend!) z. B. *als Folge von üppigen Mahlzeiten und von Durcheinanderessen.*
Speichelfluß, Ekel vor allen Genüssen, Würgen, Erbrechen von bitterem Schleim und Galle mit Hinterkopfweh.
Auch: Durchfälle, gelb, wäßrig-schaumig, wie gegoren, oder auch blutig-schleimig, ruhrartig. (Sommerdiarrhoen, Herbstruhr.)
Wenig Durst, Erschöpfung, Schlafsucht.
Ipecacuanha (4—6)

— die Speisen liegen wie eine Last im Magen, *Druck wie von einem Stein.* (Nux., Puls.)
Erbrechen von Speise, Galle, saurer Flüssigkeit.
Gesichtsschweiße nach Essen und Trinken.
Magenkrampf nach Ärger, Kaffee- und Alkoholgenuß.
Darm wie eine Trommel aufgetrieben, auch Blähungskoliken, spez. der Kinder. Besser durch Wärme.
Auch Durchfälle, nach faulen Eiern riechend!
Großes Kindermittel; auch wichtiges Zorn- und Ärgermittel!
Chamomilla (4)

— mit *brennend-stechenden Schmerzen, schlimmer* bei Abtasten, Berührung und Bewegung.
Gefühl einer schweren Last im Magen, Magendruck und Magenbrennen. Übelkeit und Erbrechen, schlimmer morgens und bei Aufrichten.
Großer Durst (!), da große Trockenheit der Schleimhäute vom Mund bis zum After. Essen verschlimmert, Widerwille gegen Nahrungsaufnahme.
Besserung durch Warmtrinken, auch Druck und Liegen auf der kranken Seite (= Ruhe).

Mangel an Gallensekretion mit Leberschwellung und Druck im rechten Hypochondrium.

Obstipation infolge trockener Stühle.

Geistig: reizbar, mißmutig, ängstlich.

Bryonia (3—6)

— mit *anfallsweise* und heftigst auftretenden *Magenschmerzen*, die *brennen und schneiden*. Appetitlosigkeit, Übelkeit.

Magengegend sehr empfindlich gegen Druck, *heftiges Erbrechen*, sauer-gallig, auch von Speisen, *nicht erleichternd*, unaufhörlich.

Unstillbarer Durst auf häufige kleine Mengen Wassers, warmes Wasser wird bevorzugt, kaltes wird erbrochen, sobald es im Magen warm geworden ist.

Auch stinkende, stark erschöpfende, brennende Durchfälle nach vorausgegangenen heftigen Koliken.

Brennschmerz, Angst und *rascher Kräfteverfall* sowie *große Unruhe* sind *typisch für Arsen*, auch *Wärmeverlangen und Durst!*

Bewährt bei Fleisch- und Wurstvergiftung!

Verschlimmerungszeiten: nach Mitternacht.

Arsenicum alb. (6—12)

— auch chronisch (s. dort),

der Trinker und Schlemmer, von Alkohol, Tabak, Gewürzen und Arzneimittelmißbrauch (!).

Schwere und Druck im Magen bei und vor allem *nach dem Essen* (1—2 Stunden später am schlimmsten), muß die Kleider öffnen.

Wie ein Stein (Pulsatilla, Bryonia) — *Übelkeit und Völle nach dem Essen*, möchte brechen können.

Besser nach Ende der Verdauung.

Erbrechen (erst später), bitter oder sauer, von Speisen, Galle oder Schleim. Oft hyperacide mit saurem oder bitterem Geschmack, Sodbrennen.

Zunge weiß, trocken.

Auch Magenkrämpfe, durch leichten Druck verschlimmert.

Großer Durst, spez. auf Bier (!).

Spast. Obstipation mit oft vergebl. Drang.

(Der Geistesarbeiter bei sitzender Lebensweise, nach Reizmittelmißbrauch. Typ: reizbarer cholerischer Hypochonder.)

Nux vomica (6—12)

bei Subaciden auch (3)

b) chronisch:

— *oft als Folge von Nikotinwirkung und Reizmitteln überhaupt;*
(KAYSER): allgemeine Schwäche und Vitalitätsverlust reizen zu
Stimulantien wie Wein, Schnaps, Tabak, scharfe Speisen.
Druck, Aufstoßen, Ekel und Übelkeit.
Heißhunger, auch bei vollem Magen! *Magen schlaff, wie herab-
hängend, möchte ihn halten!*
Verlangen nach Reizmitteln.
Auch: habituelle Magen- und Darmkoliken.
Typ: reizbare Schwäche, ängstlich-gehemmt, seelisch und körperl.
berührungsempfindlich, sexueller Hypochonder, Symptomenbild
verdrängter Komplexe (nach KAYSER).
Staphisagria (8)

— flatulenta mit Sodbrennen, *Magenbrennen,* Gefühl der Schwere,
Magen wie zu voll mit fauligem Aufstoßen. Ekel, Übelkeit,
Erbrechen.
Magenbrennen, besser durch Essen (!), oft Heißhunger, bis zur
Gefräßigkeit (!).
Durst auf Kühles. Abneigung gegen Fleisch. Flatulenz und
Tympanie nach Tisch.
Periodischer Magenkrampf, besonders nachts. Früh schlechter Ge-
schmack wie von faulen Eiern. *Viel Schleim im Magen, Subacide
Gastritiden* mit träger Magen- und Darmfunktion.
Hartnäckige, atonische Obstipation ohne Drang.
Graphites (6)

— *subacide,* mit *Schmerzen an eng umschriebener Stelle* (!), kann mit
dem Finger darauf zeigen (typisch), *gleich nach dem Essen,* Zunge
schmutzig-gelb, Brennen und Wundheitsgefühl im Magen. Druck
und Völle.
Saures, bitteres Erbrechen nach jedem Essen und Trinken.
Auch plötzliche Übelkeit und Erbrechen.
Großer Durst, spez. auf Bier (Nux vom.).
Aber: *Biergenuß und Fleisch verschlimmern* Schmerz und Übel-
keit. Frühmorgens Würgen von zähem, fadenziehendem Schleim.
„Eines der besten Mittel bei chron. Gastritis der Biertrinker"
(STAUFFER).

— Vgl. auch Acid. sulf. und Nux vomica —. *Auch bei Ulcus ventriculi* rot., *spez. an der kleinen Curvatur, pylorusnahe, spez. der Biertrinker.*

Kalium bichrom. (4—6)

— mit *Übelkeit und Brechreiz beim Sehen und Riechen von Speisen* (Colchic.). Zunge weiß belegt, Geschmack sauer oder bitter.
Magen wie öd und leer.
Essen bessert n i c h t !
Nach dem Essen Klumpengefühl und Völle. *Verlangen nach Saurem* (typisch). Widerwille gegen Fleisch und Milch.
(Stauungsgastritiden, auch Folgen von Reizmitteln, auch Hyperemesis).

Sepia (6)

— mehr verschleppte Magenkatarrhe, spez. der *Frauen.*
Appetitlosigkeit, Ekel, Übelkeit, Sodbrennen, Blähsucht.
Völle und Druck in der Magengegend. Schwindel bei und nach dem Essen. Brechwürgen und Erbrechen von Schleim und Galle.
Magenkrampf. Abneigung gegen gewohntes Rauchen.
Auch Durchfallneigung mit „Hydrantenstühlen" und Kältegefühl im Leib, auch chronisch mit Abmagerung.

Gratiola off. (4)

— mit *Subacidität* und *Gärungsvorgängen.* Starker Speichelfluß, salzig-kupfrig. *Mund stets voll Wasser.*
Appetitlosigkeit, saures Aufstoßen. Möchte stets aufstoßen.
Übelkeit besser (!) durch Essen.
Erbrechen, sauer, wäßrig.

Acid. lacticum (4—6)

— mit *Eisklumpengefühl in Magen* oder Leib (typisch), ständigem Hungergefühl,
Foetor ex ore,
Singultus, Übelkeit, Blähungskoliken nach der Mahlzeit.

Bovista (2)

— *der Trinker* mit ausgespr. *Verschlimmerung durch Weingenuß* (typisch): Appetitlos, Würgen, Erbrechen. Selbst der Alkoholiker verträgt ihn nicht mehr.
Neigt zu harsaurer Diathese mit Gicht.

Ledum (3—6)

c) subacide:

(s. auch unter „chronisch"!).

— mit *ranzigem Geschmack* und *Speiseröhrenbrennen* bis in den Magen. Magen spez. vormittags wie öd und leer. *Tympanie und Blähsucht, ausgesprochen: alles drängt nach oben,* bis zum Hals, mit Atembeklemmung, Herzklopfen und Stiche im Brustkorb nach dem Essen, auch Ohnmachtsneigung.
„Die ganze Peristaltik scheint umgekehrt zu laufen".
Aufstoßen, explosiv, erleichternd (Argent. nitr.).
Auch „Globus hystericus".
Viel stinkende Flatus.
(Mehr nervöse Magenleiden).
Asa foetida (2—6)

— mit *Heißhunger trotz Völlegefühls* (!) (Graphites). Magen stark aufgebläht. Alles scheint zu Luft zu werden (Kal. carb.). *Erbrechen von Unverdautem.* Auch Durchfälle nach dem Essen, schmerzlos, besonders nachts und nach Obstgenuß.
China (3—6)

— mit *Heißhunger,* ist *aber „voll und satt nach wenigen Bissen",* chronisch, mit Druck und Völle im Leib, spez. im Oberbauch. „Wie ein Band um die Taille". *Gärungsprozesse und Blähsucht, stark.* Kann keine beengende Kleidung vertragen. Aufstoßen erleichtert nur vorübergehend, auch Flatus.
Sodbrennen, mehr von milch- oder essigsaurer Gärung.
Verlangen nach Süßem (Arg. nitr.), was aber vertragen wird.
Widerwille gegen Fleisch.
(Kein Schmerz im Arzneimittelbild).
(Chronische sub- und anacide Gastritiden mit Mangel an Gallenfluß, auch chron. Hepatopathien).
Lycopodium (6—8)

— nur selten auch hyperacide, *Magenatonie und -erweiterung, Gärungsprozesse:* voller Gase, „zum Platzen". (Kalium carb.).
Aufstoßen sauer, ranzig, übelriechend, *aber bessernd.*
Sodbrennen, Inappentenz, Übelkeit, Würgen, auch Erbrechen.

Flatulenz, Druck und Völle, besonders nach dem Essen. Magenkrampf, besonders beim Niederlegen.
Verlangen nach Reizmittel, auch Pikantem. Alkohol wird aber
nicht vertragen.
Carbo veget. (4—6)

— *Weitere Mittel* sind bereits unter „chronisch" aufgeführt wie
Graphites
Acid. lactic.

d) hyperacide:

— mit Spätacidität,
mit saurem Geschmack, saurem Aufstoßen, saurem Erbrechen und
Sodbrennen, besser durch Essen. Verstopfung und Blähsucht.
Robinia pseud. (6)
3 x 3 Tr. *vor* dem Essen

— mit saurem Aufstoßen, Erbrechen und Sodbrennen.
Das Mittel der „Sonntagsmigräne". Brennschmerz vom Mund bis
zum After.
Zunge wie verbrannt.
Auch massive gallig-wäßrige Durchfälle, besonders nachts, mit
heftiger Kolik.
Spez. auch Sodbrennen der Schwangeren!
Iris vers. (3—6)

— ausgeprägt, mit saurem Geschmack, saurem Aufstoßen und Sod-
brennen, auch brennende Magenschmerzen, spez. nach Fettgenuß.
Auch saures Erbrechen und saure Durchfälle.
Natrium phos. (6)

— mit *Brennen auf der Zungenspitze* (und an allen anderen Schleimhäuten) *wie mit Pfeffer bestreut!*
Speichelfluß; auch brennende Durchfälle.
Capsicum (3—12)
3 x tgl., länger

— mit saurem Aufstoßen und Erbrechen, Magen wie schlaff mit
Kälteempfindung. Singultus, schmerzhaft, bei Pyrosis (bewährt
nach STAUFFER).

(Chronische Gastritis der Trinker! Leber oft geschwollen und druckempfindlich, Mundwinkel oft wund).
Konkurriert mit Kalium bichromic. und Nux vomica, ist ihnen aber teilweise überlegen (STAUFFER).
Acid. sulf. (1—3)

— akut und chronisch.
Mit saurem Aufstoßen und Erbrechen. *Schmerzen* treten *sofort nach Milchgenuß* auf, wird alsbald erbrochen. Widerwille gegen Fleisch und Warmes.
Verlangen nach Saurem, Obst und Gemüse. Meist Leberschwellung. Auch saure Durchfälle.
Magnesium carb. (4—6) Tbl.

e) nervosa:

— mit *zum Platzen aufgetriebenem Magen* und schwer kommendem, dann aber *explosivem Aufstoßen.*
Übelkeit, Brechreiz. Period. Magenschmerzen, zu- und abnehmend, nach allen Seiten ausstrahlend, besser durch Druck und Zusammenkrümmen. Flatulenz mit Zwerchfellhochstand.
Verlangen nach Süßem, besonders Zucker, was aber *nicht* vertragen wird:
Aufstoßen, Blähsucht, Durchfälle. (Nervöse Gastralgie und Dyspepsie, aber auch chron. Ulcus ventriculi.)
Argent. nitr. (4—6)

— mit *Leer- und Ödigkeitsgefühl* im Epigastrium. *Hungergefühl und gleichzeitig Übelkeit.*
Blähsucht mit Aufstoßen.
Essen bessert zeitweilig.
Schwerverdauliches wird besser (!) vertragen als leichte Kost.
Nervöse Magenschmerzen und -krämpfe mit Kopfschmerzen.
(Psychisch-nervöse Dyspepsie mit Tympanie.)
Ignatia (4—6)

— mit anfallsweisem Magenkrampf, Übelkeit, Ekel, Appetitlosigkeit und Sodbrennen. Aufstoßen, Blähsucht mit Rumpeln und Kollern im Leib. Heißhunger dabei.

Nervöse Unruhe und Erregung, plötzl. Schmerzen, auch Schwindelanfälle, Gliederzittern, Ohnmachtsneigung und Globus hystericus (Ignatia, Asa foet., Lachesis) sind typisch für dieses Mittel.

Valeriana (3—6)

— mit *Magenkrampf, der zum Rücken ausstrahlt, besser durch Rückwärtsbeugen* (!).
Oberbauch sehr empfindlich gegen Berührung und Erschütterung.

Belladonna (6)

— mit *Magenkrämpfen,* die *anfallsweise* kommen und entweder Speichelfluß oder aber *hochgradiger Trockenheit im Munde.*
Völlige Appetitlosigkeit, auch Übelkeit und Erbrechen.
Auch chron. Ulcus ventr. mit heftigen Magenkrämpfen.
Wird gern im Wechsel mit Argent. nitr. gebraucht. Sehr gutes Mittel nach STAUFFER.

Atropinum (4—6)

— mit *Magenschmerz und -krampf oft nachts oder zwei Stunden nach dem Essen!*
Essen bessert vorübergehend.
Nüchternschmerz, leeres Aufstoßen, Sodbrennen, Übelkeit und Brechreiz und Erbrechen.
(Funktionell-nervöse Störungen als Folge geistiger Überanstrengung und Sorgen, aber auch Ulcus duodeni!)

Anacardium (12)
selten, Wirkung abwarten!

— mit Magenkrampf, gegen Leib und Beine ausstrahlend, *besser von Strecken.*
Übelkeit, Aufstoßen, spast. Obstipation. Auch Blähungskoliken, anfallsweise, auch „Angina abdominalis" und „Bauchmigräne" nach STAUFFER.

Dioscorea vill. (6)
nicht zu häufig!

— mit *Schmerzen 1—2 Stunden nach dem Essen, bei leerem Magen.*
Rasche *Besserung durch Essen,* auch *Rückwärtsbeugen bessert* (Bellad.).

133

Völle und Auftreibung des Leibes, vor allem rechts (Cholezystopathie). Viel Luftaufstoßen, besser durch Essen.

Satt und voll nach wenigen Bissen (Lycopodium), Singultus und Übelkeit.

(Gastritis, Ulcus duodeni, bewährt nach MEZGER!)

Mandragora e radice (12)

nicht zu oft.

— ein weiteres Mittel, mit Besserung durch Hintüberbeugen.

Beschwerden mehr nervös mit Magenkrampf, heftigem Brennen und Druck, der bis zwischen die Schulterblätter und in den Rücken ausstrahlt.

Schlimmer durch Essen. Besser durch kaltes Trinken, zumindest anfangs.

Galliges Erbrechen sofort nach dem Essen, in großen Mengen.

Es folgen: große Schwäche, Schwindelanfälle, auch Ohnmacht. Dabei sehr blasses Gesicht, warme Schweiße.

Magen mit dem Gefühl einer schweren Last, auch heftiges Brennen.

Appetitlosigkeit, Ekel, leeres Aufstoßen.

(Gastritis, auch Gastroenteritis mit akutester Darmentzündung, Durchfällen und Koliken und aashaft stinkenden Stühlen, auch Ulcus ventriculi.)

Bismut. subnitr. (3—6)

26. Grippe

Hier leistet die Homöo-Therapie oft Hervorragendes.

Das jeweilige Simile muß gefunden und eingesetzt werden, gegebenenfalls abgelöst von dem für den weiteren Verlauf und dessen Bild passenden zweiten oder dritten Mittel.

Sehr wichtig ist die Möglichkeit, auch virusbedingte Grippefälle mit Hilfe von Mercurius — offenbar einem Spezifikum — erfolgreich behandeln zu können.

— als *Anfangsmittel*
bei *plötzlichen, heftigen Krankheitserscheinungen* mit Fieber,
großer körperlicher und geistiger *Unruhe und Angst, aber keinem
Tropfen Schweiß:* Haut heiß und trocken. Krankheit noch nicht
lokalisiert.
Nicht mehr angezeigt bei Ausbrechen von Schweiß!
Aconitum (4—6)
$^1/_4$—$^1/_2$stdl. 5 Tr.

— *zu Beginn einer Erkrankung* mit Fieber und *reichlich warmen
Schweißen* an den bedeckten Teilen;
Wallungen, heißer Kopf, große Unruhe. Haut heiß, rot; Schleimhäute rot und trocken. (Akute Hals- und Mandelentz.) Folgt gut
auf Aconitum.
Belladonna (6)
1—2stdl. 5 Tr.

— im Anfang oft kupierend:
Camphora $\varnothing$ = D1
und **Eucalyptus** $\varnothing$,
tropfenweise auf Zucker.

— *rheumatisch — katarrhalische Form,*
sehr bewährt!
„Biliosität" ist charakteristisch:
Galle-Erbrechen auf dem Höhepunkt, sehr erleichternd.
Knochen wie zerschlagen,
Kopfweh zum Bersten.
Glieder- und Kreuzweh.
(Sehr gut auch im Wechsel mit Ferrum phos., s. dort.)
Eupator. perfol. (4)

— *mit Vorherrschen von Hals- und Rachensymptomen mit Brenn-
schmerz* und wenig dickem, zähem Schleim. Scharfe Nasensekrete.
Schleimhäute trocken und brennend. Hals rauh und kratzend.
Halsschmerzen und Schluckbeschwerden. Heftige Muskel- und
Gliederschmerzen, auch Rückenschmerzen mit Schwäche und Zer-
schlagenheit, sehr ausgesprochen.
Phytolacca (3—6)

— mit Fieber, *Frost* im Rücken und *Gliederschmerzen,* wie zerschlagen, *Zittern und Schütteln,*
dumpfem Kopfschmerz von Stauung und Kongestion, *besonders
an Schädelbasis.*
Erkältungs- und Grippeschnupfen mit dünnen, scharfen, wundmachenden Sekreten. Mattigkeit, Lahmheit, Abgeschlagenheit.
Halskratzen.
Bei Grippekopfschmerz eines der besten Mittel (sog. Kopfgrippe).
Gelsemium (6—12)

— mit Fieber und Herzklopfen, vollem, frequentem Puls. Haut heiß
und trocken. Heftige, pulsierende Kopfschmerzen, u. U. mit
milden Fieberdelirien. Wallungen zum Kopf, Schwindel, Denk-
unfähigkeit.
Trockener Husten, Speiseerbrechen, Durst und Fieberalbuminurie.
Auch Muskel- und Gelenkschmerzen, spez. nachts mit Ruhelosig-
keit.
Eins der besten Fiebermittel!
Bessert durch Auftreten anhaltender warmer Schweiße, beruhigt
und bringt erquickenden Schlaf (nach STAUFFER). Steht zwischen
Aconitum und Gelsemium.
Ferrum phos. (6—12)

— mit Zerschlagenheitsschmerz am ganzen Körper (Eupator. perf.),
Husten mit Brustschmerz und unwillkürl. Harnabgang beim
Husten.
Causticum (6—8)

— mit Frost, Schlafsucht und Zerschlagenheitsschmerz in den
Knochen.
Hals-, Nasen- und Luftröhrenkatarrhe. Stirnkopfweh. Frostigkeit
von unten aufsteigend. Kopfweh in Stirn und Schläfen. Schleimhäute trocken, brennend. Allgemeine Schwäche und Abgeschlagenheit, typisch.
Sabadilla (6)

— mit *Grippebronchitis*
mit hartem, trockenem, schmerzhaftem Husten, trockenen
Schleimhäuten. Trockene, rissige Lippen, Zunge trocken, weiß
belegt. Starker Durst, Trinken lindert.

Ruhe bessert, Bewegung verschlimmert. Husten schlimmer bei Betreten eines warmen Zimmers.
Bryonia (3—6)

— als *Virusgrippe* mit schwerem Verlauf und drohenden Komplikationen, auch bei der sog. „asiatischen Grippe" mit *typischen sauren, klebrigen Schweißen* und schwerem Krankheitsgefühl.
Mercur. cyanat. (6)

— mit *Nasenbluten,* düsterrotem Rachen, heftigem, *trockenem Kitzelhusten,* Brechreiz nach Getränken.
Auffallende Erholung nach Schlaf. In diesem Fall oft epidem. Mittel (nach LIEBICH).
Phosphorus (8—10)

G-Splitter

Ganglien:
   Die drei wichtigsten, in eigener Praxis bewährten Mittel:
        Ruta (3)
        Rhus tox. (8)
        und **Silicea** (6)
        (am besten im Wechsel).

Geburts-
— *mittel,* auch Operations- und Verletzungsmittel,
   beugt entzündl. Komplikationen vor:
        Arnica (6—10)

— *traumen* der Neonaten,
   erstes Mittel:
        Arnica (12)

— *vorbereitung:*
   a) erleichtert die Geburt erheblich und verkürzt die Dauer, sehr bewährtes Mittelpaar:
        Pulsatilla (4)
        und **Caulophyllum** (4)
        jeweils 1 x tgl. im Wechsel in den letzten 4 Wochen.

b) bei rigidem Muttermund, sehr erleichternd!
   Gelsemium (6)

Gefäßsklerose, senile Demenz:
   Argent. met. (10)
   am besten als Inj.

Geschlechtstrieb, *erhöhter,* spez. bei Frauen

a) Frühzeitige (!) und übermäßige Entwicklung mit Neigung zu Masturbation und Nymphomanie. Teile ungemein empfindlich, kann Berührung kaum ertragen, wird bei Untersuchung beinahe von Krampf (Vaginismus) befallen, bei Koitus meist ohnmächtig! Auch Onanieneigung der Knaben.
   Platinum (6—30)

b) fast unbezähmbar (!)
   Trieb durch geringste Berührung der Teile erregt. Wunder Schmerz im Gebärmutterbereich, fühlt, daß sie einen Uterus hat, besonders bei Bewegung. Auch Senkungsbeschwerden: Schwere und Wehtun des Uterus mit Abwärtsdrängen.
   Murex (6—30)

c) stark erregt bei vollblütigen Frauen mit zu früher, zu starker und lang anhaltender Regel und Neigung zu Regelkrämpfen, auch zu Abort!
   Sabina (6—8)

d) geschlechtliche Erregung und Neigung zu *Masturbation der Kinder,*
   so gut wie spezifisch:
   Barium carb. (12)

e) Masturbation schamlosester Art, infolge Reizung und intellektueller Schwäche mit Demoralisation:
   Bufo rana (6)

Gesichtsneuralgien
(siehe auch unter „Neuralgien" und „Supra- bzw. Infraorbitalneuralgien").

— sehr heftige, mehr rechtsseitig:
> **Kalmia (4)**
— linksseitig:
> **Spigelia (4—6)**
> auch
> **Magnesium phos. (6)**
— periodisch:
> **Chininum val. (3—4)**
— veraltete, oft bewährt:
> **Silicea (6—15)**
— periodisch, 2 x tgl. auf die Stunde wiederkehrend (vgl. Cedron).
> **Verbascum (4)**
— sich allmählich einstellend, und plötzlich (!) aufhörend, auch Zahnneuralgien:
> **Acid. sulf. (6)**

Gesichtskrämpfe, mimische
> **Menyanthes trifoliata (4)**

Gingivitis gravidarum,
so gut wie spezifisch, „hervorragend wirksam, ein souveränes Mittel".
> **Mercur. sol. (12)**

Gingivitis, Stomatitis, St. aphthosa und Soor; selbst Stomakace (St. ulcerosa).
Rötung, Schwellung, livide Verfärbung, Sekrete scharf, wundmachend, auch eitrig. Vermehrter Schleim- und Speichelfluß, meist übelriechend, Zunge verdickt, weiß belegt mjt Zahneindrücken.
> **Mercur. subl. (15)**

Globus hystericus (Kloßgefühl im Hals)
(nach Ausschluß organischer Erkrankungen).
Die wichtigsten Mittel sind — der Reihe nach:
> **Ignatia (4—8)**
> **Lachesis (12)**
> **Asa foetida (6)**
> **Valeriana (4—6)**
> **Conium mac. (6)**

Glottisödem:

a) zweifellos das wichtigste Mittel:
Uvulaödem, Ödem der Epiglottis und des Kehlkopfes mit Gefahɪ der Erstickung, meist mit stechenden, brennenden Schmerzen, abeɪ auch schmerzlos!
Apis (4—6)

b) bei entzündlichen Prozessen, z. B. Halsphlegmone mit sept. Ver· lauf, zusätzlich:
Lachesis (12)

27. Hepatopathie

Unter dieser Überschrift fassen wir aus Zweckmäßigkeitsgründeɪ alle bekannten Lebererkrankungen zusammen.

Bei der Wichtigkeit dieses Kapitels ist eine etwas weitergehende Ein· leitung unerläßlich, zumal es zu einem Arbeitsgebiet des Verfasserɪ zählt.

Bei dieser Indikation treffen wir auf eine Reihe hochinteressanteɪ und „hervorragend wirksamer" Mittel, die zu einer raschen Besseruŋ und oft auch zur — klinisch gesicherten — Heilung führen können, *wenn sie* — ihrem Arzneimittelbild entsprechend — bei den in Fragɪ kommenden Krankheitsgeschehen angewandt werden.

Die übliche klinische Diagnostik ist auch für den homöotherapeu· tisch arbeitenden Arzt eine Selbstverständlichkeit, doch ist sie — deɪ Arzneimitteldiagnose wegen, um mit UNGEMACH zu sprechen — keinɪ unabdingbare Voraussetzung.

Die Zahl der Leberkranken und noch mehr der Lebergeschädigteɪ wächst von Jahr zu Jahr. Der zunehmende Reiz- und Genußmittel· mißbrauch dürfte dafür ebenso anzuschuldigen sein wie eine zu üppigɪ Lebensweise allgemein und eine Fülle bekannter und unbekannteɪ Noxen und toxisch wirkender Stoffe, mit denen unser Körper und damit vor allem die der Entgiftung dienende Leber konfrontiert wird.

Wir haben darüber hinaus den Eindruck, daß nicht nur Leberschäden akuter und chronischer Art mit nachweisbar pathologischen Laborwerten eine zunehmende Rolle spielen, sondern auch — humoralpathologisch ausgedrückt — *funktionelle* Leberstörungen, die sich im allgemeinen der üblichen Diagnostik entziehen und die man auch als „partielle Leberinsuffizienz" oder als „larvierte Hepatopathien" bezeichnen kann. Diese Ausdrücke werden uns auch im deutschsprachigen Raum immer geläufiger werden, müssen wir doch — analog zu anderen funktionellen Störungen und ihrer zunehmenden Bedeutung in der Prophylaxe ernsterer Erkrankungen — bemüht sein, schon möglichst frühzeitig und gleichsam im prämorbiden Stadium jene larvierte Teilinsuffizienz der Leber zu erfassen, von denen in zunehmendem Maße erkannt wird, daß sie eine Vielzahl sekundärer Störungen und Erkrankungen an oft entfernt liegenden Organen und Systemen auslösen kann.

Die französische Medizin kennt diese Begriffe längst und hat sich auf Grund der sehr großen Zahl von Lebergeschädigten in Frankreich schon intensiv um eine geeignete Diagnostik und Therapie bemüht.

Langjährige Erfahrung hat gezeigt, daß ein Großteil jener Patienten, die man — mangels besserer Möglichkeiten — dem Formenkreis der „vegetativen Dystonie" einordnet, in Wirklichkeit an einer latenten Hepatopathie leidet, diese aber mit den üblichen Möglichkeiten einfach nicht erkannt werden konnte.

Wenn man diesem relativ großen Kreis von Patienten neben einer Leberschonkost noch ein passendes homöotherapeutisches Lebermittel über einige Wochen gibt, kann man es sehr oft erleben, daß sie ohne weitere Medikamente in kurzer Zeit beschwerdefrei werden.
Das sollte zu denken geben!

Diagnostisch ist dieser Hepatopathie oft nur durch eine typische Anamnese (z. B. hartnäckiger niedriger Blutdruck mit und ohne Kollapsneigung, häufiges Frieren, allgemeine Müdigkeit und Lustlosigkeit, starke Stimmungsschwankungen, Appetit- und Verdauungsstörungen, Gasbauch mit Roemheld-Komplex, Durchschlafstörungen, schlechter Mundgeschmack, Foetor ex ore, Unverträglichkeit bestimmter Speisen, besonders Fett, Kaffee und Alkohol), *und durch einige mehr oder weniger typische klinische Symptome,* wie wir sie — je nach Lage des Falles — auf Grund der Stuhl- und Harnbeschaffenheit, des Zungenbelages, des Wärmehaushaltes und der peripheren Durchblutung, der Hautbeschaffenheit, der Druckschmerzhaftigkeit der Leber im Stehen (!) bei Tiefatmung, eines Oberbauchmeteorismus etc. eruieren können, *beizukommen*.

Aber auch bei den klinisch erfaßbaren Leberschäden leistet die Homöotherapie Hervorragendes.

Einige ihrer Mittel haben in dieser oder jener Form schon Eingang in die klinische Medizin gefunden, so z. B. Carduus marianus als „Legalon", Chelidonium und Taraxacum in zahlreichen bekannten Leber-Galle-Mitteln.

Ein Teil unserer Mittel ist den akuten und akut-entzündlichen Erkrankungen vorbehalten, andere wieder sind für die Behandlung chronisch verlaufender Fälle unentbehrlich.

Gerade bei letzteren sollte uns klar sein, daß sie oft genug — es sind ja nicht nur reine „Lebermittel" — nicht allein für Lebererkrankungen im engeren Sinne, sondern auch für eine große Anzahl leberbedingter anderer Störungen in Frage kommen.

Dazu gehören manche Ekzemformen, bestimmte Erkrankungen aus dem rheumatischen Formenkreis, bestimmte Kopfschmerzformen, depressive Verhaltensweisen und gewisse Fälle von Verdauungsstörungen, um nur einige Beispiele zu nennen.

Eine Homöotherapie der Lebererkrankungen schließt jedenfalls ein „Nil nocere" zwangsläufig ein und erlaubt keinerlei Experimente.

Es wäre sehr zu begrüßen und an sich längst überfällig, wenn wir uns der großen Bedeutung dieses Organes für unsere Gesundheit mehr und mehr bewußt werden und therapeutisch der Homöotherapie gerade auch auf diesem Gebiet *den* Platz einräumen würden, der ihr zukommt.

Eine große Zahl von Mitmenschen würde *so* sicherlich vor mancher ernsteren Erkrankung, vor vermeidbaren Dauerschäden, vor diesem und jenem schleichend-progressiven Leiden und damit vor frühzeitiger Invalidität bewahrt werden können.

Einige der im speziellen Teil angeführten Arzneimittel sind — unter z. T. wörtlicher Wiedergabe von Veröffentlichungen namhafter

Autoren — ihrer großen Bedeutung wegen bewußt breit und ausführlich dargestellt worden, um sie in ihrem Bild und ihrer großen Wirkungsbreite so plastisch und einprägsam wie möglich vorzustellen.

I. Übersicht

A. Akute Erkrankungen und Entzündungsgeschehen.

1. Taraxacum
2. Chelidonium
3. Podophyllum
4. Bryonia
5. Mercurius dulcis et sol.
6. Hydrastis
7. Carduus marianus

B. Chronische, auch Hepatosen und präzirrhotische Prozesse.

1. Carduus marianus
2. Chelidonium
3. Sulfur
4. Lycopodium
5. China und Chinin. ars.
6. Phosphorus
7. Magnesium mur.
Weitere kleine Mittel sind:
Ptelea trifoliata, Myrica cerif., Yucca filamentosa, Leptandra virg., Juglans cinerea., Flor de Piedra.

C. Konstitutionsmittel

1. Nux vomica
2. Lycopodium
3. Pulsatilla

D. „Drainagemittel"

1. Berberis
2. Carduus marianus
3. Natrium sulf.

II. Die Mittel im einzelnen

A. Akute Erkrankungen und Entzündungsgeschehen.

1. *Geschmack sauer.*

Zunge mit weißen Plaques auf rotem Grund, schmerzhafte, dunkelrote Stellen hinterlassend. (Typisch) = *Landkartenzunge, Leber geschwollen,* gespannt, von erhöhter Konsistenz, *druckschmerzhaft,* aber glattrandig und ohne Höckerbildung.
Völle, Übelkeit, Aufstoßen, Inappetenz. Ausgesprochene Lustlosigkeit, Müdigkeit. *Verstopfung herrscht vor,* mit vermehrter Gasbildung und Blähbauch.
Öfter auch regelrecht „matschige" Stühle. Evtl. Subikterus, spez. der Skleren. Urobilinogen oft vermehrt.
Evtl. leichte Fieberschauer mit Frösteln nach den Mahlzeiten (Cholangitis?). Nächtliche Schweiße. Oft kalte Fingerspitzen. Häufiges Frieren.
Indikationen (alles nach Pischel).
Leichte Leberschäden als Folge einer zurückliegenden Hepatitis oder auch toxischer Genese.
Leichte Leberinsuffizienz nach lange bestehender entzündl. Cholezystopathien. Akute Formen eines hepatozellulären Ikterus.
Anikterische Hepatopathien.
Posthepatitische Reizzustände.
Obstipation nach Hepatitis.
Infektiös-toxische Leberzellschäden (während und nach akuten Infektionen, Lebensmittelintoxikationen).
Taraxacum (1)
mehrm. tgl. 10 Tr.

2. *Oberbauchbeschwerden:*

stechend, scharf oder Wundheitsgefühl, auch pulsierend, drückend, krampfend, besonders nachts,
mit typischen Ausstrahlungen, besonders zum rechten unteren Schulterblattwinkel, aber auch in den Unterleib, um die Brust herum, zur rechten Schulter, rechts supra- und infraorbital etc.
Magen-Darm-Symptome:
Zunge dickgelb belegt, mit roten Rändern, besonders frühmorgens.
Geschmack bitter.

144

Durst groß, auf *warme Getränke* (!)

Verlangen nach Saurem und Pikantem.

Druck und Völle im Oberbauch, Kleidung belästigt ungemein.

Meteorismus, *heftiges Luftaufstoßen* (Druck in der Herzgegend mit Ausstrahlung in den Rücken, durch Aufstoßen gebessert — gute Indikation für das Mittel).

Kloßgefühl im Ösophagus, auf- und absteigend.

Erbrechen von Galle und bitterem Schleim; *Durchfälle primär (typisch)*, Obstipation sekundär, grau-tonig, schafmistartig.

Harn bis zu bierbraun, sich absetzend mit Satz und Sand.

Wallungen zum Kopf, Glieder, besonders rechter Fuß, kalt.

Hände und Unterarme oft geschwollen. Magenschmerzen, durch Essen gebessert. *Rechtsseitige Wirkung, ausgesprochen = Leberseite.*

Frostigkeit, Trägheit.

Stimmung oft ärgerlich-reizbar oder hypochondrisch-depressiv, auch Gewissensangst und ängstliche Träume (Tote).

Haut oft blaßgelb, juckend, brennend, auch gelb-bräunlich gefleckt (Nase, Wangen, Stirn, Hand).

Großes, umfassendes Mittel, sowohl bei akuten wie auch bei subakuten und chron. Leiden.

Auch bei allen Alterationen der Leber im Gefolge akuter Infektionskrankheiten, grippaler Infekte, Pneumonien, Darmerkrankungen und bestimmter rheumat. Beschwerden.

Chelidonium (2)

3. *Schmerzen im rechten Oberbauch,* plötzlich und ruckweise (typisch), Druck der Kleider und selbst der Bettdecke werden schlecht vertragen.

Reiben der Lebergegend (typisch) bessert etwas.

Geschmack sauer oder bitter.

Zunge gelbweiß belegt, besonders morgens.

Durst auf große Mengen kalten Wassers (!).

Erbrechen unvermittelt, heftig (Galle, Schleim) bei heftigen Schmerzen.

Durchfälle (Hauptsymptom)
besonders *Frühdurchfälle* (4—6 Uhr), *aus dem Bett treibend!* (Patient leidet am meisten darunter.) Vorher Leib aufgetrieben mit Kullern und Rumpeln, Übelkeit und Brechreiz.

Plötzlicher Stuhldrang, Stuhl laut wegschießend, breiig, wäßrig, stinkend *("Hydrantenstühle")*.

Durchfälle selbst schmerzlos (!), *aber sehr erschöpfend* (Patient ist wie ausgepumpt und leer).

Nach dem Durchfall Tenesmen, die immer wieder zum Stuhl treiben.

Neigung zu Analprolaps, After schmerzhaft und wund.

Hochgradige Schwäche des Kranken!

Auch: Koliken, spez. Leib- und Gallenkoliken, kann *nicht* auf dem Rücken liegen, hält es nur in Bauchlage aus.

Gesicht eher kongestioniert (Natr. sulf.: blaß) mit geschwollenen und pulsierenden Temporalgefäßen.

Schläfrigkeit, wie halb betäubt, besonders vormittags.

Indikationen:

Sehr gut galletreibendes Mittel = vegetabilisches Quecksilber. Auch parenchymwirksam (Hepatitis, Präzirrhose) und langdauernde Ikterusfälle (nach DRINNEBERG).

Podophyllum (3—6)

4. Geschmack bitter, (typisch), wie China. *Kapsel- und Serosaschmerz, stechend, brennend.*

Besser durch Druck und Liegen auf der kranken Seite!

Schlimmer durch jede Bewegung.

Große Empfindlichkeit im rechten Oberbauch. Trockener Mund, trockene Zunge, trockener Darm.

Großer Durst und Obstipation.

Mangelhafte Gallensekretion mit Meteorism., Warmtrinken bessert.

Angezeigt bei allen Entzündungen im 2. Stadium mit Infiltration und beginnender Exsudation, spez. der serösen Häute: Hepatitis, Perihepatitis, Pericholezystitis.

Bryonia (2)

5a. Mangelhafte Gallensekretion, angeschoppte, druckempfindliche Leber mit und ohne Ikterus.

Auch entzündliche Veränderungen der Gallengänge und der Gallenblase.

Akute und chronische Darmkatarrhe mit brennenden Durchfällen, grünlich, scharf, auch Duodenalkatarrhe.

Eines der wichtigsten Mittel bei entzündlichen Prozessen der Gallenblase und der Gallenwege:
fieberhafte Cholangitis.
Eines der zuverlässigsten Mittel bei Gallestauung.
Wirksam bei katarrhalischem und epidemischem Ikterus, bei Hepatitis epidemica, auch bei zirrhotischen Formen der Lebererkrankungen.
Nicht zu lange geben!
Höchstens 14 Tage, dann durch pflanzl. Mittel ersetzen!
Mercurius dulcis (Calomel) (2—4)

5b. Leberschwellung mit großer Empfindlichkeit, *kann nicht rechts liegen!*
Gallenstauung mit Tympanie,
Stühle tonfarbig.
Ikterus oder Subikterus.
Durchfälle mit Tenesmen (typisch)
Gefühl des Nichtfertigwerdens.
Geschmack metallisch!
Durst trotz feuchter Zunge!
Übelriechender starker Speichelfluß. Zunge weiß belegt, geschwollen, feucht.
Widerlicher Foetor ex ore (typisch). Schwächende nächtliche Nachtschweiße. Nächtliche Verschlimmerung.
Fördert stark die Gallesekretion. Wirksam bei Stauungen und bei Hepatitis, Cholangiolitis, selbst bei Abszeßbildung.
Mercurius sol. (12—15)

6. *Großes Schleimhautmittel:*
vermehrte Absonderungen und Entzündung der Gallenwege und des Magen-Darmes. Wirkt regulierend und spasmenlösend (Hydrastin steht den Opiumalkaloiden nahe). Stühle hell, knollig, schleimüberzogen. Leberschwellung mit und ohne Ikterus.
Hydrastis (3)

7. Völlegefühl und Druck im rechten Oberbauch, auch stechende Schmerzen.
Linke Seitenlage unmöglich! (Natr. sulf.).
Zunge weiß belegt mit Zahneindrücken.

Übelkeit beim Palpieren der Magen- und Lebergegend.
Erbrechen von gelbgrünem, saurem oder bitterem Schleim.
Leib aufgetrieben mit Rumpeln und Kollern.
Zwerchfellhochstand mit entsprechenden Beschwerden (Herz, Lunge).
Typisch: Stuhlverstopfung! Stühle schwarz, dunkel, hart.
Stimmung: hypochondrisch, reizbar, auch negativistisch: „verzagte Teilnahmslosigkeit".
Haut wirkt trocken, fahl, welk.

Indikationen:

a) vom ganzen Bereich der Dysfunktionen der Leber über Hepatosen und Spätschäden bis zu den Präzirrhosen sowie den Cholezystopathien mit und ohne Steinen.

b) bei allen „schlackenbildenden" chron. Stoffwechselstörungen wie Allergosen, Ekzematikern, Dysbakterien mit Gärungs- und Fäulnisdyspepsie und Autointoxikation vom Darm aus als *erstes* Mittel!
mit einer Pause an Sonntagen, wo eine Gabe Sulfur (12—15) eingeschaltet werden sollte, besonders bei Hautbeteiligung, als sogenanntes *Drainagemittel* der Leber und des Stoffwechsels s. u.).

c) bei Pfortaderstauung, Varizen und hepatogener Obstipation.
(Alles nach DRINNEBERG).
Sehr wichtiges Mittel!
„Eines unserer wertvollsten Mittel bei jeglicher Störung des Leber-Gallen-Systems" (DAMMHOLZ).
Carduus marianus ($\varnothing$—2)

B. Chronische Erkrankungen einschließl. Hepatosen und präzirrhotische Prozesse.

1. **Carduus marianus** (siehe oben)

2. **Chelidonium** (siehe oben)

3. Leib meist stark aufgetrieben, gespannt und empfindlich. Vermehrte Darmgeräusche.
Reichlicher Abgang von übelriechenden *Gasen, nach faulen Eiern stinkend.* Stühle uncharakteristisch, wechselnd.

Typisch aber: Morgendurchfälle, die aus dem Bett treiben, brennend, scharf, wundmachend. After und Umgebung wund und stark gerötet.

Übelkeit und bitterer Geschmack.

Blutandrang zum Kopf und Schwindelneigung, besonders morgens, beim Erwachen.

Durst, aber wenig Appetit.

Sodbrennen und Übelkeit von Alkohol und Süßem, nach denen Verlangen besteht.

Häufiges fauliges Aufstoßen.

Foetor ex ore.

Brennschmerz in der Magengegend (Gastritis, meist hyperacide).

Leere- und Flauheitsgefühl am späten Vormittag, zwingt zum Essen.

Akute Krankheitsbilder sind für Schwefel *ungeeignet,* um so besser lassen sich chron. Zustände dieser Art beeinflussen. Gallenstauung, Leberschwellung. Regt die Gallensekretion an. Folgen sitzender Lebensweise, von üppigem Essen mit Pfortaderstauung, von Alkoholabusus und von Darmleiden.

Wichtiges Entgiftungsmittel!

Alles was die venöse Zirkulation hemmt, verschlimmert; alles was sie fördert, bessert (alles nach UNGEMACH und STAUFFER).

Sulfur (6—12)

4. Die *Trias* nach STIEGELE ist *typisch* für das Mittel:

   a) *Leberbeschwerden* (Druck und Völle, und völlig appetitlos nach wenigen Bissen trotz Heißhungers).

   b) *Ziegelmehrsediment* im Harn.

   c) *Stuhlverstopfung* mit vergeblichem Drang.

Hinzu kommen:

Nachmittagsverschlimmerung und hypochondrisch-reizbare Stimmung.

Einzelheiten:

Verdauungsinsuffizienz

Neigung zu Heißhunger, aber *„voll und satt nach wenigen Bissen"* (typisch). Quälendes Völlegefühl, Aufstoßen und völlige Inappentenz.

Verlangen nach Süßem.

Auftreibung des Leibes nach dem Essen, muß die Kleidung lockern. Druck und Schmerz in der Lebergegend. Alles schlimmer in den Nachmittagsstunden, auf dem Höhepunkt der Verdauung.

Laut hörbare Darmgeräusche!

Auch krampfhafte Schmerzen.

Verstopfung, oft mit erfolglosem Drang und dem Gefühl unvollständiger Entleerung, öfter auch mit anhaltendem Afterkrampf.

Warme Umschläge auf die Lebergegend bessern.

Für akute Fälle ist Lycopodium nicht geeignet, dafür eines der geeignetsten Mittel bei chronischen Zuständen, auch wenn es zu echten Leberzellschäden gekommen ist.

Fermenttätigkeit wird beeinflußt.

Abwegige Stoffwechselleistungen sind für dieses Mittel typisch.

Ziegelmehlsediment z. B. ist charakteristisch und Ausdruck eines gestörten Eiweiß-Endabbaues mit vermehrter Harnsäureausscheidung.

Auch Dysproteinämie mit Vermehrung der Gammaglobuline ist typisch für das Mittel (!)

Patienten machen einen kranken Eindruck. Haut fahl, gelblich, trocken.

Augen haloniert.

Stark vorspringender Bauch bei meist schmalem Oberkörper.

Stauungen in der unteren Körperhälfte.

Stimmung: „gallig", empfindlich, reizbar, neigt zu Zornausbrüchen, dabei menschenscheu, mißtrauisch, unsicher (Reizbarkeit und Melancholie).

Mangel an Selbstvertrauen und schlechtes Gedächtnis bei sonst wachem, scharfen Verstand.

(Alles nach UNGEMACH).

Lycopodium (6—12)

5. Kein Hunger, kein Appetit, nichts schmeckt. *Essen ekelt an.*
   Alles schmeckt salzig und bitter!
   Saures in jeder Form wird schlecht vertragen.
   Satt und gebläht nach wenigen Bissen (Lyc.). Viel Aufstoßen und reichl. Blähungsabgang ohne deutl. Erleichterung.
   Druck im Magen, Epigastr. deutl. druckempfindl. Periodisch wiederkehrende Koliken

mit *Durchfall, spez. nachts* und nach dem Essen, besonders nach Obst, mit Unverdautem vermischt.

Große allgemeine Schwäche (kennzeichnend), Wärme und heißer Tee bessern.

„China macht mit Erfolg den Weg für Lycopodium frei".

(Alles nach UNGEMACH).

China (4)

Als Rekonvaleszentenmittel ersten Ranges ist — gerade auch auf Leberleiden bezogen — dieses Mittel sehr zu empfehlen:

Chinin. arsenic. (4)

6. Angezeigt *bei schweren Parenchymschädigungen.*

Unser wichtigstes Mittel bei Hepatitis epidemica, auch bei Leberzirrhose und Serumhepatitis.

Chronische Dünndarmkatarrhe mit Hydrantenstühlen. Leib hart und gebläht.

Bei den Zirrhosen oft das typische Phosphor-Syndrom bewährt: rasches Hungergefühl und Schwäche. Inneres Brennen, Appetitlosigkeit wechselt mit Heißhunger. Elend und erschöpft.

Blutungsneigung!

„Großes Heilmittel der Leber, wenn bereits Zellzerstörung eingetreten" (UNGEMACH).

(Alles nach DAMMHOLZ und UNGEMACH).

Phosphorus (10—12)

nicht unter D8!

7. Krampfbereitschaft aller Bauchhohlorgane (Mg).

Fauliges Aufstoßen, wie von verdorbenen Eiern (!)

Wasseraufstoßen, Erbrechen.

Verträgt keine Milch: Druck, Schmerz, evtl. Erbrechen. *Appetit auf Süßes- großes Naschen.*

Geschmack bitter, auch salzig oder sauer.

Zunge dick gelblich belegt, schlaff, *brennend* (Sulf).

Leber schmerzhaft, besonders bei Rechtsseitenlage! vergrößert hart. Leib aufgetrieben.

Hartnäckige Verstopfung ohne Drang oder vergeblicher Drang, Stuhl kleinknollig, hart, bröckelig, gelb-grün bis gelb-weiß oder tonartig-salbenartig, spätabends und nachts auch durchfällige Stühle mit kolikartigen Krämpfen.

Vegetativ labil mit starkem Schwitzen (bis zur Hyperthyreose).
Erhebliche Gereiztheit (Nux vom.)
nervös-hysteriforme Züge.
(Nach UNGEMACH).
Magnesium mur. (4—6)

8. Leber geschwollen, sehr druckempfindl., Schwere, Druck und Vollheitsgefühl im rechten Hypochondrium.
Linke Seitenlage unmöglich (Zerrungsschmerz).
Rechte Seitenlage bessert (Bryonia).
Stirnkopfschmerzen, biliös.
Allgemeine Mattigkeit und große nervöse Reizbarkeit.
Heißer Atem durch die Nase (typisch).
(Nach STAUFFER).
Ptelea trifoliata (1—3)

9. *Verminderte Gallensekretion:*
Stühle lehmfarbig, Harn bierbraun.
Lebergegend schmerzhaft.
Langsam entstehender Ikterus.
Dumpfer Vorderkopfschmerz.
Zunge gelbbraun belegt!
Appetitlosigkeit, Ekel, Völlegefühl, wie nach einer großen Mahlzeit!
Schleimhäute trocken. Verlangen nach Saurem.
(Nach STAUFFER).
Myrica cerifera (4)

10. *Zentraler Leberschmerz, zum Rücken durchgehend.*
Leib gebläht, sehr empfindlich.
Stirn- und Schläfenkopfschmerz, ausgesprochen.
Zunge weißgelb belegt mit Zahneindrücken.
Viel Blähungen mit Koliken.
Durchfälle gallig, wäßrig, profus.
Gereizte Stimmung.
(Nach STAUFFER).
Yucca filamentosa (1—3)

11. Periodisch auftretende *Leberleiden mit Galleerbrechen und Stirn-kopfweh. Zunge gelb bis schwarz!*
Profuse schwarze, stinkende Durchfälle mit schneidenden Koliken.
Akute und chron. Leberschwellung.
Hepatitis mit Galleerbrechen und genannten Durchfällen.
Leptandra virg. (4)

12. Leberschmerz, stechend, besonders am rechten Schulterblattwinkel (Chelid.) = typisch.
Gallestauung und Ikterus mit *Hinterkopfschmerz!*
Gallige, brennende Durchfälle.
Erwacht frühmorgens gegen 3 Uhr mit Kopfschmerzen, kann nicht wieder einschlafen.
(Nach STAUFFER).
Juglans cinerea (3—6)

13. Bei leichten Leberschäden, z. B. als Folge einer zurückliegenden Hepatitis, aber auch toxischer Genese.
Subakute und chron. Hepatitis. Hepatogener Pruritus.
(Nach SCHWABE und HERZ) Neues Mittel!
Soll eine schnelleinsetzende subj. Besserung bringen.
Flor de Piedra (6)

14. Ausgesprochen rechtsseitige Wirkung! Leber druckempfindlich.
Rechtsseitiger Oberbauchschmerz mit Brennen, besser durch Aufrichten!
Ausstrahlung in die rechte Schulter und die rechte Kopfseite (Chelidon.).
Unverträglichkeit von Kaffee und Alkohol. Evtl. Subikterus, Harn bis bierbraun. Ubg. und Bilirubin im Harn vermehrt. Die Serumlabilitätsproben und die spez. Fermentaktivitäten sind öfter ausgesprochen pathologisch.
Spast. Obstipation mit vergebl. Drang (Nux vom.).
Unverträglichkeit von Fett.
Frühdurchfälle.
Verlangen nach Pikantem und Süßem, was nicht vertragen wird.
Krankhafter Singultus.
Indikation: „Vagotones Oberbauchsyndrom", akute Hepatopathie, chron. Hepatitis bis zur Zirrhose, hepatogene Gastritiden, **Cholangiopathien.**

Neues, vielversprechendes Mittel!
(Nach MEZGER, zit. nach DINKELAKER)
Mandragora e radice (6—12)

C. **Konstitutionsmittel bei Galle- und Lebererkrankungen:**

1. Dyskinesien der intra- und extrahepatischen Gallengänge.
   Gastroduodenitis. Bitteres Aufstoßen, stechender, klopfender
   Schmerz in der Lebergegend. Spastische Obstipation mit vergeb-
   lichem Drang und dem Gefühl des Nichtfertigwerdens.
   (Nach DAMMHOLZ).
   Nux vomica (6—8)

2. **Lycopodium** s. o.

3. Abneigung gegen Fettes mit Sodbrennen, Völle und Druck nach
   dem Essen wie von einem Stein. Übelkeit und Brechreiz und Erbrechen nach fetten Speisen.
   Pulsatilla (6)

D. **„Drainagemittel"**

1. Schlechte Stoffwechselfunktion der *Leber.*
   Druck und stechende Schmerzen im rechten Oberbauch.
   Meteorismus mit Zwerchfellhochstand. Druck in der Magengegend
   mit Kältegefühl, Übelkeit, Aufstoßen, Sodbrennen.
   Wechsel von Durst und Durstlosigkeit, von Appetit und Appetit-
   losigkeit, von Durchfall und Obstipation.
   *Schmerzen und Zerschlagenheit spez. des Rückens und der Nieren-
   gegend.* Kreuz steif, kommt nur schwer aus dem Sitzen hoch.
   Mittel hat starke Beziehungen zur harnsauren Diathese mit Harn-
   säureüberladung des Blutes!
   Rheumatisch-gichtische Beschwerden auf dieser Basis.
   Auch Gallen- und Nierensteinbildung.
   (Nach DRINNEBERG und DAMMHOLZ).
   Berberis vulg. (3)

2. **Carduus marianus**
   siehe oben!

3. *Schmerzen in der Lebergegend,* scharf, stechend, schneidend.
Schwere- und Geschwollenheitsgefühl, *kann nicht links liegen* (!)
Unverträglichkeit von Kleiderdruck im Oberbauch. Bücken beschwerlich. Geschmack pappig.
Zunge dick grünlich oder schmutzig-grau belegt.
Durst auf kalte oder Eisgetränke.
Leib aufgetrieben mit Rumpeln und Kollern, aber kein Abgang von Blähungen.
Durchfälle, typisch, spez. nach dem Frühstück:
Stuhl wird geräuschvoll im Strahl entleert, gelblich, stinkend, u. U.
mit Beimengungen von alten, harten Stuhlknollen („Verstopfungsdurchfall"), spez. bei chron. Cholangitis.
Starke Gasbildung im Coecum und Colon ascendens.
Typ: Oft adipös, fett aber schlaff, gedunsen, wäßrig.
Hautfarbe grün-gelblich-blaß, spez. im Gesicht.
Nase oft rot (kennzeichnend).
Frostigkeit, ständige, friert stets, *wird selbst im Bett nicht warm.*
Depressionen: ist das Leben leid.
Ausgesprochene Unverträglichkeit von wasserreichen Speisen und von Mehlspeisen.
„Mächtiges Stoffwechselmittel mit Hauptangriffspunkten Leber, Darm, Pankreas."
(Nach DRINNEBERG)

Natrium sulf. (6)

28. Herzkrankheiten

Das weite Gebiet der Herzkrankheiten scheint die Domäne der Schule zu sein. Fast täglich erscheinen neue Medikamente auf dem Markt.

Die Wichtigkeit der verschiedenen Digitalispräparate ist wohl ebenso unbestritten wie die des „alten" Strophanthins. Beide haben ihren festen Platz und sind oft durch nichts zu ersetzen.

Auch die Glykoside 2. Ordnung gehören als standardisierte Drogenauszüge längst zu unserem unentbehrlichen Arzneischatz, auch in der Klinik.

Es sieht also so aus, als ob die Homöotherapie *hier* so gut wie nichts mehr beitragen könnte.

Es sollen jedoch trotzdem einige bewährte „Herzmittel" der Homöotherapie vorgestellt werden, von denen man in entsprechenden Fällen immer wieder Gutes sehen kann. Sie sind der Klinik unbekannt, verdienen aber um so mehr Beachtung, als sie häufig den typischen Beschwerden der Patienten voll entsprechen und — im Sinne der Ähnlichkeitsbehandlung — in solchen Fällen helfen und heilen können, auch ohne im engeren Sinne „Herzmittel" zu sein.

DORCSI (Wien) hat genau vor einem Jahr einen sehr aufschlußreichen Vortrag über die Homöotherapie herzkranker Menschen gehalten.

(Sie bemerken sicherlich die leichte Akzentverschiebung, wenn er nicht von einer Behandlung von Herzerkrankungen, sondern von herzkranken Menschen spricht.)

Wir halten das für einen fundamentalen Unterschied.

Sehr wichtig ist es nach DORCSI, stets auch nach der auslösenden Ursache, ihrem Zeitpunkt und den näheren Umständen zu forschen und diese bei der Arzneiwahl zu berücksichtigen, z. B. nicht ganz ausgeheilte Erkrankungen, Operationen, Schocks und andere psychische Traumen und ihre Nachwirkungen.

Auch sollte die Konstitution der Kranken im homöopathischen Sinne ebenso Berücksichtigung finden wie die Neigung zu Diathesen.

Auch soll an dieser Stelle nochmals auf die Abhängigkeit der Herz-Kreislauffunktionen von anderen Organen und Systemen aufmerksam gemacht werden.

Nach DORCSI nimmt die Homöotherapie der Herzkrankheiten einen ebenso festen Platz *neben* der Therapie der Schule ein wie etwa die Physiotherapie, die Psychotherapie oder die Ernährungsbehandlung.

Nach diesem Autor sind das physische und das psychische Trauma als auslösendes Moment und die Umweltfaktoren als beeinflussendes Moment bei der Wahl der homöotherapeutischen Mittel von größter Bedeutung.

Bei der Wahl des entsprechenden Mittels gehen wir weiterhin — wiederum nach DORCSI — von verschiedenen Stufen der Kenntnis der persönlichen Symptomatik aus.

Die erste Stufe sind die Allgemeinsymptome, wie wir sie als Klopfen, Stechen, Brennen, Druck, Beklemmung, Atemnot, Gähnen, Schwitzen und Unruhe kennen, um einige Beispiele zu nennen.

Die zweite Stufe sind die eigentlichen Herzsymptome, wobei wir eine Reihe von *Gegensatzpaaren* für unsere spezielle arzneiliche Herzdiagnostik nutzbar machen können, z. B. rot-blaß, warm-kalt, trocken-feucht, ruhig-unruhig, um die wichtigsten zu nennen.

Die dritte Stufe befaßt sich schließlich mit dem Verhältnis der Person des Patienten zu seiner eigenen Rolle und zu seiner Umwelt. *Hier* finden wir nicht nur viele Wurzeln der Erkrankung, sondern hier bemühen wir uns um die tiefste, die eigentlich menschliche Schicht des Erkrankten.

Angst, Ärger, Kummer, Sorge, Gekränkt- und Beleidigtsein, Demütigungen, Heimweh, Einsamkeit, Verlassenheit, Unverstandensein und Unsicherheit sind einige wichtige Stichworte. Wichtige Mittel sind hier u. a. Aurum und Arsenicum.

Die folgende Aufstellung kann zwar nicht alle in Frage kommenden Mittel nennen, doch sollen die wichtigsten vorgestellt werden.

Erst wenn Sie mit diesem oder jenem Mittel ihre eigenen, vielleicht sogar überraschenden Erfahrungen gemacht haben, werden Ihnen diese Arzneien lieb und wert werden.

— *Heftiges Herzklopfen* mit *hartem, gespanntem Puls;* krampfendem Herzschmerz, zum linken Arm ausstrahlend mit Parästhesien. *Kann kaum atmen,* muß sich aufsetzen. *Blutandrang* zu Kopf und Brust. *Angst* und *große Unruhe,* Schweißausbrüche.

Indikationen:
Vegetativ-nervöse Herzbeschwerden dieser Art, vegetative Dystonie, auch Folgen von Schreck, auch Angina pectoris vasomotorica, krisenhafte Tachykardien.

Aconitum (6—12)

— Herzklopfen bei Tag und Nacht, schlimmer bei Bewegung, auch „Herzflattern" mit sehr unregelmäßigem Puls, kaum fühlbar.
Brustbeengung mit Atemnot.
Herz wie von einer eisernen Hand gepackt und festhalten.
Schlimmer bei Linksseitenlage.
Indikationen:
Nervöse und funktionelle Herzleiden, auch Herzklappenfehler, Stenokardien. Auch Folgen von Nikotinabusus und Herzüberanstrengung. (Gut auch im Wechsel mit Kalmia.)
Cactus grandiflor (1)

— das wichtigste Herzmuskelmittel der Kalium-Gruppe:
Angstgefühl in der Herzgegend und *Pulsationen*, durch den ganzen Körper! Stürmisches, heftiges Herzklopfen mit Atemnot und Beengung.
Stiche am Herzen. Gefühl, als hinge das Herz an Bändern.
Jede Erregung wird am Herzen gespürt, macht Blutwallungen.
Puls weich, schwach, aussetzend, leicht unterdrückbar.
Ödeme der Knöchel und ödematöse Schwellung oberhalb der Oberlider (typisch!).
Indikationen:
Herzinsuffizienz, vor allem auch latente, mit Ödemen, spez. Oberlidödemen, ausgesprochene Hinfälligkeit, Mattigkeit, mit Frühschweißen und Frühverschlimmerung (3—5 Uhr).
Kalium carb. (6)

— mit in den linken Arm ausstrahlenden *Herzschmerzen*, plötzlich, brennend, scharf,
sichtbarem, *stürmischem Herzklopfen* mit Angst und Beklemmung,
oder: schwachem, beschleunigtem Puls,
oder: aussetzendem, stark verlangsamtem Puls (bis zu 31 Schläge!)
vgl. Digit.
„Eines der besten Mittel" STAUFFER.
Steigert die Diurese.
Kalmia (2—3)

— Herzmuskelschwäche mit beschleunigtem, schwachem, auch unregelmäßigem Puls.

Atemnot und heftige Stiche in der Herzgegend, auch Krampf-schmerzen.

Indikationen:
Herzschwäche bei Herzfehlern, bei akuten Infektionskrankheiten. Myodegenetario cordis., Stenokardien (siehe auch unter Angina pectoris).

Crataegus ($\varnothing$—1)

— Herzneurose, nervöse Herzbeschwerden, Lampenfieber (Herz-kreislaufwirkung).

Strophanthus (1—2)

— mit dem Gefühl, als wolle das Herz stehenbleiben, wenn man sich *nicht* bewegt.
Auffahren mit Schreck bei Einschlafen. Tachykardie mit Ver-langen, festgehalten zu werden.

Indikationen:
Nervöse Herzstörungen, Herzschwäche alter Leute. Extrasystolen, besonders postinfektiös.

Gelsemium (6)

— mit Herzklopfen und -flattern, auch Arrhythmie, Gefühl, als wolle das Herz stillstehen.
Puls weich, schwach, aussetzend.

Indikationen:
Herzstörungen nach Überanstrengung und Nikotinabusus.

Convallaria (2)

— mit dem Gefühl, als wolle das Herz stehenbleiben, wenn er sich bewegt! Puls hart, langsam (Erstwirkung), Herzflattern bei geringster Bewegung, Puls klein, schwach, aussetzend, schnell und unfühlbar (Zweitwirkung).
Herzstiche oder -krämpfe, Druck auf der Brust, Dyspnoe.
Kann nicht links liegen.
Angst und Erstickungsgefühl beim Einschlafen, Aufschrecken aus dem Schlaf, schwere Träume von Fallen.
Atmung beengt, keuchend. Ringen nach Luft mit Seufzen.
Übelkeit mit Brechwürgen.
Zyanose, Wassersucht, hochgest. Harn, Leber gestaut und druck-schmerzhaft.

Digitalis (3—6)

— mit sehr heftigem *Herzklopfen (ein Hauptmittel!)*, die linke Brust hebend.

Auch laute Herzgeräusche und hör- und fühlbares Surren.

Pulsdefizit möglich.

Herzschmerzen, heftig, scharf.

Angstzustände, Beklemmung, Unruhe. Die geringste Bewegung verschlimmert.

Indikationen:

Akute, schmerzhafte Erkrankungen an Herz und Herzbeutel.

Chron. Klappenfehler mit Herzhypertrophie und -dilatation. Kompensationsstörungen.

Spigelia (3—6)

— mit anfallsweisem Herzklopfen und Stichen in der Herzgegend, bis zum Rücken gehend.

Puls zunächst beschleunigt, dann unregelmäßig, schließlich aussetzend. Anginöse Beschwerden mit Gesichtsblässe und eisiger Kälte, kalten Schweißen, Herzmuskelschwäche und drohendem Kollaps. Erstickungsanfälle mit stoßweisem Ein- und Ausatmen. Todesangst.

Indikationen:

Herzneurosen, Angina pectoris, Zustände nach Nikotinabusus. Großes Mittel!

Tabacum (12—30)

— mit mehr nervösem Herzklopfen, anämisch oder reflektorisch von Oberbauchbeschwerden, *flatternd wie Flügelschläge,* schnell, schwach, aussetzend.

Bewährt bei best. Formen von paroxysmal. Tachykardie und nervösen Herzbeschwerden blutarmer Frauen.

Natrium mur. (4—6)

— mit Herzklopfen bei geringster Anstrengung (Trinken, Stuhlgang), bei *sonst* bestehender Bradykardie!

Conium (6)

— mit Herzklopfen mehr nervöser Art, schlimmer in Ruhe, besser bei Bewegung.

Magnesium mur. (4—6)

— mit *Extrasystolen* und *allen Formen der Reizbildungsstörung, besonders Bradykardie:*
Barium carb. (6)

— mit Herzklopfen früh und abends, nach Tisch, bei Bewegung und Erregung, aus Nervosität und Schwäche: (Neurozirkulator. Dystonie).
Phosphorus (10—12)

— mit *zunehmender Herzschwäche* bei Emphysem der Alten, („nicht selten lebensrettend") STAUFFER.
Antimon. ars. (3—4) Tbl.

— mit plötzlich oder allmählich einsetzender *Herzschwäche*. Bekannt als *gutes Kollapsmittel* und bei allmähl. einsetzender Herz-schwäche.
Typisch: Mangel an Reaktions- und Lebenskraft. Hinfälligkeit, Müdigkeit, Atemnot, Kälte. Immer Depression.
Ammon. carb. (2—6) Tbl.
häufig.

— mit *Herzmuskeldegeneration* und *-verfettung:*
Arnica (12—30)
abends eine Gabe, lange.

— mit *Herzstichen* wie Nadelstechen (Hauptmittel).
Erwacht aus dem Schlaf mit Erstickungsgefühl. Heftiger, lauter Husten. Große Unruhe und Beängstigung. *Atembeschwerden, atmet „wie durch einen Schwamm"* (!).
Kropfherz!
Spongia (4)

— mit nervösen Herzstörungen und vor allem nächtl. Angstanfällen, spez. der Frauen. Bild und EKG erinnern an larvierte Tetanie!
Reiben oder Pressen der Herzgegend bessern.
Lilium tigr. (4—6)

161

— mit *akzidentellen Herzgeräuschen*, spez. in der Pubertät:
Phosphorus (12)

— *bei Rheumatismus,*
eines der besten Mittel (s. o.)
Cactus (1—3)

— akut wie chronisch mit typ. *Erstickungsgefühl* und Husten, Verschlimmerung durch Beengung. „Sobald er einschlafen will, stockt der Atem".
Lachesis (12—15)

— mit *ausgeprägter Herzschwäche,* fast völliger Pulslosigkeit, kaltem Atem und Gefäßlähmung mit blauen Händen:
Heloderma horr. (15)

— mit *Schwäche besonders des rechten Herzens,* mit Rasseln auf der Brust, Atemnot, Angst und Beklemmung:
Phosphorus (12)

— *mit Kollaps,* kalten Extremitäten, kleinem, beschleunigtem, fadenförmigem Puls, mit *sehr heftigen Herzschmerzen,* schlimmer bei geringster Bewegung *und Arrhythmie.* Auch nach Herzinfarkt!
Naja tripud. (10—15)

— mit *hochgradiger Herzschwäche* und heftigsten Herzschmerzen, Erbrechen und Durchfall. Muß die Kleider öffnen vor Angst und Beengung.
Ohnmacht beim Aufrichten. Blaue Lippen, kleiner Puls, kalte Schweiße, Atemnot:
Vipera berus (15—30)

— mit Adam-Stokes'schen Anfällen und Cheyne-Stokes'scher Atmung soll es nach DORCSI keine besseren Mittel geben als:
Cuprum
Hyoscyamus
und **Arsenicum**
(Potenzangaben fehlen)

— *mit Rechtsinsuffizienz und Zyanose* neben den üblichen Maßnahmen (Stroph.?) am meisten bewährt:
Laurocerasus (4)

162

— *mit Ödemen und Aszites* (nach Dorcsi)
Quassia (3)
und **Nux vom.** (3) āā
3 x 10 Tr.
und später **Cynosid**
(Crataegus und Apocynum)

Blässe und Rötung als wichtige diagnostische Hinweise in der Herztherapie (nach Dorcsi).

1. *Blässe, Kälte,* kalter Schweiß, rascher Verfall, extremer Blutdruckabfall:
   Tabacum
   Veratrum alb.
   Arsenicum alb.
   Naja tripud.

2. *Rötung:* hochrot mit *Schweißen, verzweifeltem Gesichtsausdruck,* Schmerzen und Druck am Herzen, Hochdruckkrisen:
   Aurum
   In schweren, akuten, lebensbedrohlichen Fällen sind nach Dorcsi die hohen Potenzen (30 und höher) den tiefen weit überlegen.

Typische Mittelbilder für dramatische Herzmittel (nach Dorcsi).

1. **Aurum:**

   Typ:
   Untersetzte, öfter kurzatmige Patienten mit gerötetem Gesicht, lebhaften bis hektischen Bewegungen, unruhigem, oft sogar mißtrauischem Blick (vor allem, wenn sie krank sind). Auch ängstlich-depressiv! Rot, hitzig und verschwitzt. Hans Dampf in allen Gassen, in jedem Verein, in jedem Vorstand, überall aktiv, ehrgeizig, voller Eifer, *allen Genüssen offen.* Kann sich nicht ausruhen, muß immer etwas um die Hand haben.
   Klin.:
   Sklerotiker mit erweitertem Fettherzen, Lebererkrankungen, *Bluthochdruck,* Diabetes, Glaukom.
   Plötzlicher Infarkt ist oft sein Schicksal, Suizid aus Verzweiflung das eigentliche Ende.

2. Lachesis:

Typ:
Hager bis dünn, blaß, unruhig, ängstlich. Lassen vor *Redeschwall* den Arzt gar nicht zu Wort kommen. Die eigentl. Ursachen seines Leidens sind oft: Gekränktsein, Mißtrauen und Eifersucht. Sie sehen in den Anderen stets den Schlechten, haben Streit mit Jedem!

Klin.:
Neigt zu Venenentzündungen, Thrombosen und Embolien. Nimmt seine Unruhe mit in den Schlaf und erwacht aus ·ihm mit Erstickungsgefühl, Herzschmerzen
Alles beengt ihn (Kragen, Hemd, Zimmer, Menschen).
Verträgt trotz blaßbläulicher Verfärbung und obwohl ihm kalt ist, keine Wärme und keine beengende Kleidung.
Unvermutet tritt ein schwerer Kreislaufkollaps und eine Herzschwäche ein und der Patient stirbt an einer Embolie.

Indikationen:
Allgemeine Kollapsneigung, anginöse Anfälle aus dem Schlaf bzw. nach dem Schlaf, Thromboseneigung, toxische Herzmuskelschädigung (!) und Infarktpatienten (oder das verwandte Naja tripudians).

3. Arsenicum:

Das „erschütternste Mittel".
Die vom Tode gezeichneten Menschen mit zunehmender Entkräftung bis zur extrem. Abmagerung, großer Unruhe und maßloser Angst. Kollapse mit kalten Schweißausbrüchen, Verwirrung, Durst.
Unter schweren Herzkrämpfen stirbt der Patient.

H-Splitter

Halsphlegmone und schwere Stomatitis:
            Mercur. cyanat. (6)
            und **Acid. nitr.** (4)

Hämangiom der Säuglinge und Kleinkinder.
Gute eigene Erfolge mit Salbenbehandlung von
   Abrotanum DHU
   und **Calcium fluor. DHU**
Heiserkeit:
1. Nach Überanstrengung der Stimme. Sehr bewährtes Mittel, auch zur Prophylaxe, auch zum Gurgeln:
   Arum triphyll. (3)
   und zum Gurgeln (∅), 10 Tr. in Glas Wasser.
2. bei Erkältung, schmerzlos, leicht wiederkehrend, praktisch spezifisch
Sehr bewährt:
   Paris quadrifol. (3)
3. akut, schlimmer morgens, mit Roheitsgefühl.
Plötzl. Verlust der Stimme, kann kein Wort mehr sprechen oder:
chronisch, nach akuter Laryngitis zurückgeblieben, oder
chronisch mit tiefer Baßstimme:
   Causticum (8)

Hirnverletzungen und Folgen,
auch Hirndruckerscheinungen, selbst bei inoperablen Hirntumoren erleichternd:
   Arnica (25)
   als i. m.-Injektion bei Hypertonie,
   (10—12) bei Hypotonie

Hirn- und Rückenmarkserschütterung (neben Arnica)
   Hypericum (3)

Hodenatrophie und Impotenz:
   Argentum met. (10—30)
   als Inj.

Hoden- und Nebenhodenentzündung, Hoden verhärtet bis steinhart, sehr schmerzhaft.
Bewährt!
   Clematis recta (3)
— Hoden hart, schmerzhaft, sehr berührungsempfindlich.
Wärmebesserung! Kälteverschlimmerung.
Schlimmer durch Bewegung.
   Spongia (3—6)

Hodensackekzem mit stärkstem Juckreiz und kleinen Knötchen, Bläschen oder Pusteln. Praktisch spezifisch!
Croton tigl. (12)

Hordeolum, auch Neigung zu Rezidiven, so gut wie spezifisch:
Staphisagria (4)

— und Chalazion, spez. rezidiv.
Calcium fluor. (6—12)

I-Splitter

Interkostalneuralgien:

1. Eine Spezialindikation von:
Ranunculus bulb. (3)
2. *Nach* Herpes, aber auch sonst, häufig mit Kältegefühl und Frostigkeit.
Taubheitsgefühl folgt.
Mezereum (3)

Ischias:

Die wichtigsten Mittel bei Ischias sind diese:
1. *Im Anfang, spez. nach Kälteeinwirkung,* Schmerz brennend, „unerträglich", besonders nachts.
Jede Bewegung verschlimmert.
Angst und große Unruhe.
Aconitum (3—6)
2. *Blitzartig einschießende Schmerzen,* reißend, krampfend, *anfallsweise, besonders linksseitig.*
Oft nachfolgendes Taubheitsgefühl.
Ruhe, Liegen auf der kranken Seite und Wärme bessern.
Wichtiges Mittel!
Colocynthis (4—10)

3. Als *Folge von Erkältung und Durchnässung* auch von Überanstrengung!
Schmerzen anfallsweise, reißend, stechend, *schlimmer in Ruhe,* auch bei beginnender Bewegung, *besser bei fortgesetzter Bewegung!*
   Rhus tox. (8—12)

4. mit *Schmerzen* an der *Außenseite des Oberschenkels,* also *lateral,* mit großem Zerschlagenheitsgefühl ähnlich Arnica.
   Phytolacca (3)

5. *Schmerzen am schlimmsten im Sitzen* (!)
Gehen und Liegen bessern
Typisch: Verkürzungsgefühl.
   Ammonium mur. (4—6)

6. Typisch ist hier das begleitende oder stets folgende *Taubheitsgefühl.*
   Gnaphalium (3)

7. Von der Zehe bis zur Hüfte *aufwärts schießende Schmerzen,* akut wie chronisch, schlimmer nachts und nach Stuhl.
   Nux vomica (4—8)

8. Veraltete Fälle mit nächtl. Verschlimmerung (in Wärme, im Liegen, spez. auf der kranken Seite).
   Kalium jod. (3)

9. chronisch, schwer, nur nachts auftretend (nach STIEGELE).
   Cinnabaris (3)
   und **Rhus tox. (10—30)**

29. Kopfschmerz

Abgesehen davon, daß er ein *Symptom* ist und sich dahinter eine ernstere Erkrankung verbergen kann, die vor allem bei hartnäckigem, schwerem und chronischem Kopfschmerz unbedingt einer gründlichen klinischen und neurologischen Untersuchung bedarf, kommt u. E. der Behandlung des Kopfschmerzes eine große Bedeutung zu, da er nur ganz selten so harmlos ist, daß man ihn mit Analgetica wegzaubern dürfte. Fast immer steckt irgendeine Störung dahinter, deren *einer* Ausdruck der Kopfschmerz sein kann.

Konstitutionelle Anlage, Vasolabilität, HWS-Erkrankungen und -störungen, klimakterische Beschwerden, Leber- und Magenleiden. Folgen alter Traumen und vieles mehr kommen als eigentliche Ursache der Schmerzen in Frage.

Wer homöotherapeutisch einen Kopfschmerz zu behandeln versucht, sollte immer auch nach der eigentlichen Ursache fahnden und sich nicht mit einer rein palliativen Behandlung zufrieden geben.

In chronischen Fällen ist das ohnehin sehr problematisch, wie man weiß (Überempfindlichkeiten, Nebenwirkungen und Schäden, Gewöhnung und Dosensteigerung, Magenunverträglichkeit etc.).

In der Homöotherapie des Kopfschmerzes kann praktisch jedes Mittel zum Heilmittel im wahrsten Sinne des Wortes werden, wenn es dem Simile entspricht.

Es ist nicht leicht, aus der Fülle von Mitteln das passende auszusuchen.

Die folgende Aufstellung versucht, eine gewisse Ordnung in den Überblick zu bringen und Ihnen zumindest einen Teil der in Frage kommenden Mittel vorzustellen.

1. Nach Sonnenbestrahlung:

a) *akut* mit den typischen Beschwerden („Sonnenstich", Meningismus).
   Glonoinum (4—8)

b) aber *nach* Glonoinum, spez. wenn das Leiden chronisch geworden ist und Kopfschmerzen jedesmal auftreten, wenn er sich der Sonne aussetzt.
   Lachesis (15—30)

c) subakute und chronische Insolationsfolgen.
   Natrium carb. (3—6)

2. Im Hinterkopf:

a) drückend, schwer wie Blei, mit Schwindel.
   Auch Nausea mit Schwindel, Übelkeit, Erbrechen, Sehstörungen, Blässe und Frostigkeit.
   Petroleum (3—6)

b) und in der Nackengegend, die Nackenmuskeln sind zu schwach, muß den Kopf stützen.
Schwindel, Gehirnmüdigkeit.
Große geistige und körperl. Erschöpfung. Wirbelsäulenschmerz.
Schlimmer in warmen Räumen.
Kühle bessert.
Beginn häufig frühmorgens.
(„Studenten- und Lehrerkopfschmerz") nach KENT.
Acid. picrin. (6—30)

c) von den Hals- und Rückenwirbeln aus über den Kopf zum Auge gehend.
Auch Schwindel.
Wärme und Warmeinhüllen bessern.
Kopfhaut sehr empfindlich.
Hutdruck wird nicht ertragen.
Silicea (6—30)

d) spinalen Ursprungs, vom Nacken aufsteigend (typisch), über den Schädel ziehend. Häufig mit Augenstörungen.
Schlechter bei geringster geistiger Anstrengung.
Gefühl, als sei der Kopf enorm groß, als woge es darin.
Paris quadrifol. (3—6)

e) stark und schießend, beim Erwachen nachts gegen 3 Uhr. Ist schlaflos ab dann.
Leberleiden liegen oft zugrunde.
Juglans cinerea (3—6)

f) vom Nacken ausgehend, kongestiv, *pulsierend, wogend, wallend.*
Hält sich den Kopf.
Besser bei entblößtem Kopf, Kopfbedeckung unerträglich.
Schlimmer von Hitze und Wärme, bei jeder Bewegung.
Glonoinum (4—8)

g) zersprengend, besonders bei Husten,
besser durch Druck und Binden,
schlimmer abends, vor und nach der Regel.
Pulsatilla (6)

h) im Hinterkopf beginnend, sich über der Nase festsetzend.
Sarsaparilla (1—3)

i) besonders nachmittags,
   schlechter bei geistiger Anstrengung.
   Viscum alb. (1—3)

k) und Nackenschmerzen, die sich bessern, wenn Patient im Sitzen
   den Kopf in den Nacken legt und im Liegen eine Nackenrolle
   benutzt.
   Rhus radicans (4—6)

l) vom Nacken zum linken Auge mit Blässe.
   Ruhe und Liegen bessern.
   Spigelia (3—6)

m) Nackenschmerz mit Steifigkeit, dumpf, auch pulsierend, über den
   Kopf zu den Augen gehend mit Sehstörungen und Bulbusschmerz.
   Schlimmer bei geringster Augenbewegung.
   Gelsemium (6—8)

n) drückend, wie ein eingeschlagener Keil.
   Cimicifuga (6—12)

o) im Hinterkopf das Gefühl, als öffne und schließe sich der Schädel,
   kann nicht darauf liegen.
   Übelkeit und Brechreiz, auch Hohlheitsgefühl im Kopf.
   Cocculus (6)

3. **Scheitelkopfschmerz:**

a) mit Druck, Schwere, nach Brennen, *spez. nach dem Erwachen(!)*
   Erwacht stets mit Kopfschmerzen, fürchtet sich daher, schlafen zu
   gehen. Oft bei Frauen in der Menopause.
   Lachesis (12—15)

b) drückend, wie Feuer brennend, besser durch Druck und — ständig
   erneuerte — kalte Auflagen.
   Alumina (6)

c) drückend, durch Druck gebessert.
   Cactus (3)

d) als Folge geistiger Überanstrengung und Übermüdung
   Hypericum (3)

4. „Nagelkopfschmerz"

a) nervös, besonders der Frauen, oft einseitig, besonders links (Scheitel) durch Linksseitenlage gebessert. Endet oft mit profusem Harnabgang. Schlimmer durch Kaffee, Tabak, Tabakrauch. Besser durch Wärme.
   Ignatia (8—12)
b) im linken Stirnhöcker.
   Thuja occ. (6—12)
c) halbseitig:
   Coffea (6—12)

5. Stirnkopfschmerz:

a) drückend, stechend, brennend, mit *Angst* (!)
   Euphorbium off. (6—12)
b) und Schläfenkopfschmerz mit Denkunfähigkeit.
   Oft von links nach rechts wandernd.
   Sabadilla (6—12)
c) wie ein *Brett vor dem Kopf,* betäubend, Gehirn wie locker, schwankend bei jedem Schritt. Kopfhaut sehr empfindlich.
   Rhus tox. (8—12)
d) als läge eine Kugel dort, Gefühl vergeht beim Gähnen.
   Staphisagria (6)
e) mit Druck auf der Nasenwurzel.
   Zincum (6—12)
f) drückend, zum Bersten, ruckweise, plötzlich, mit Schwindel bei geringster Anstrengung.
   Valeriana (4—6)
g) und Schläfenkopfschmerz, berstend, klopfend, hämmernd, anfallsweise, mit blassem Gesicht.
   Schlimmer morgens und vormittags. Dabei oft Übelkeit und Tränenfluß. Mehr chronische Fälle.
   Natrium mur. (8—12)

6. Kongestiv:

a) zum Bersten, „zum Wahnsinnigwerden", mit glühender Rötung des Gesichtes, heftigen Kongestionen zum Kopf, besser durch Nasenbluten (typisch).
   Melilotus (6)

b) mit Blutandrang zum Kopf, rotem Gesicht.
Schlimmer durch alles, was Patient aus aufrechter Lage bringt!
Belladonna (6)

c) pulsierend, vom Nacken ausgehend, wogend, wallend, mit hochrotem Hopf. Kopfbedeckung unerträglich.
Schlimmer von Hitze und Wärme, von jeder Bewegung:
Glonoinum (8—12)

d) heftig, Schädel an den Schläfen zum Bersten. Augen wie aus den Höhlen getrieben.
Usnea barbata (1—3)

7. Anämisch:

a) mit Hämmern und Klopfen in der Stirn, zum Bersten, bei jedem Schritt, anfallsweise, häufig mit Übelkeit und Tränenfluß. Gesicht blaß trotz Wallungen.
Schlimmer morgens, bei Bewegung und Erregung, durch Lesen und geistige Anstrengung, besonders gegen 11 Uhr vorm. Schulmädchenkopfschmerz in der Pubertät.
Natrium mur. (6—12)

b) klopfend, zersprengend, zum Bersten, periodisch. Kopfhaut sehr empfindlich. Schlimmer durch Kälte und Berührung, aber Druck bessert.
Folge von Säfteverlusten.
China (2—3)

c) pulsierend, mit hektisch geröteten Wangen. Klopfen im Hinterkopf und im Nacken, schlimmer beim Bücken.
Schwindel und Taumeln.
Ferrum (3—6)

8. „Zersprengend":

von innen nach außen, als ob die Schädeldecke abfliege, in die Augen und in den Nacken gehend.
Zervikalwirbel sehr empfindlich gegen Druck (Chinin. sulf.).
„Eines der besten Mittel, wenn die geringste Bewegung verschlimmert" (STAUFFER).
Cimicifuga (6—12)

9. Stauungskopfweh:

a) dumpf, ermüdend, spez. an der *Hirnbasis,* auch pulsierend, besonders morgens.
Kranker will Kopf hoch heben und vollkommen still liegen.
Gelsemium (6—8)

b) dumpf, beständig, Gehen ist fast unmöglich. Ist kaum imstande, aufzustehen.
Aesculus (2—4)

c) mit Schwindel und Benommenheit, mehr chronisch, von Magen- und Unterleibsleiden aus.
Frauenmittel.
Sepia (6—8)

d) mit Hitzegefühl im Vorderkopf und spez. auf dem Scheitel.
Druck wie zum Bersten, auch Bandgefühl.
Sulfur (6—12)

10. Nervös:

a) oft einseitig als „Nagelkopfschmerz", besonders links. Linksseitenlage bessert! Endet oft mit Harnflut.
Schlimmer durch Kaffee (!) und Tabak, auch Tabakrauch.
Ignatia (8—12)

b) brennend, durch aufsteigende Hitze mit Wallungen.
Schlimmer bei Licht, Geräusch, Blumenduft (!).
Besser durch kühle Luft und Kälteanwendung.
Phosphorus (10—12)

c) nervöser Frauen mit Schmerzüberempfindlichkeit, Schlaflosigkeit von Erregung und Gedankenzufluß, Kopfschmerz oft halbseitig oder als Nagelkopfschmerz im Scheitelbereich.
Coffea (12)

d) im Hinterkopf, kann nicht darauf liegen, Gefühl, als öffne und schließe sich der Schädel. Auch Hohl- und Leerheitsgefühl im Kopf. Übelkeit und Brechreiz. Folge von Schlaflosigkeit, von Nachtwachen, Überanstrengung.
Cocculus (6)

11. Sonderformen:

a) von Ohr zu Ohr, quer durch den Kopf. Mit morgendl. saurem Aufstoßen.
   Palladium (3—6)

b) periodisch, jeden Morgen über einem Auge, langsam zu- und abnehmend.
   Stannum (6)

c) der Schulmädchen in der Pubertät (s. o.).
   Natrium mur. (6—12)

d) und Migräne, mehr rechtsseitig, über dem Auge, an eng umschriebener Stelle (!), periodisch, klopfend, plötzlich kommend und gehend oder mit der Sonne steigend und fallend.
   Kalium bichrom. (6—12)

e) chronisch, nach Schädeltraumen.
   Arnica (30—200)
   selten

f) als ob *Eis* den Kopf berühre, Kältegefühl im Kopf.
   Agaricus (6—12)

g) *von unbeschreiblicher Heftigkeit,* Reißen und Brennen im Gehirn und in der Kopfhaut,
   begleitet von Angst, Todesfurcht (KENT).
   Aconitum (6—8)

h) *wie elektrische Schläge* in Stirn und Schläfen, spez. vormittags und abends. Sichtbare Kopfkongestionen. Gefühl, als sei ein Pflock in den Kopf getrieben (KENT).
   Acid. sulf. (6)

i) *das Gehirn scheint lose zu sein* und auf *die* Seite zu fallen, auf der man liegt (KENT).
   Acid. sulf. (6)

k) *chronisch* mit Schwindel und Benommenheit, Denkunfähigkeit. Schlimmer bei geistiger Arbeit und Sonnenhitze.
   Auch chronische Folgen von Sonnenstich (s. o.).
   Natrium carb. (3—6)

l) bohrend, besser durch Seitwärtssehen.
   Oleander (6)

m) *regelmäßig zur selben Stunde wiederkehrend (!)*, vor allem linksseitig, Auge brennt wie Feuer (Supra- und Infraorbitalneuralgien).
   Cedron (6)

n) *mitunter wochenlang (!)*, mit Schwindel und Benommenheit, *halb-*
   seitig, häufiger links, meistens mit Regelstörungen.
   Cyclamen europ.
   (hoch, selten).

o) „gastrischer", morgens, z. B. nach Alkoholgenuß.
   Vgl. Nux vomica: Katerkopfschmerz (12—30).
   Kalium bichrom. (6—12)

30. Kollaps

Die Homöotherapie verfügt über eine Reihe ausgezeichneter
Kollapsmittel, die jeweils ihre ganz bestimmten Indikationen haben
und dann praktisch durch nichts ersetzt werden können.

Sie zu kennen und im Bedarfsfall einzusetzen, ist ein großer thera-
peutischer Gewinn. Die Indikationen entsprechen *den* Kollapsformen,
die auch sonst einer arzneilichen Behandlung zugänglich sind, selbst
dem sog. paralytischen Kollaps durch toxische Gefäßparalyse, einem
bekanntlich schwersten Krankheitsbild, das oft genug durch
Vasomotorenlähmung zum Tode führt.

Nicht hierher gehört der sog. Spannungskollaps (nach DUESBERG),
der durch große und mehr oder weniger plötzliche Blut- und Säfte-
verluste zustande kommt, einen Kompensationsvorgang des Organismus darstellt und bei dem die Auffüllung der zirkulierenden Blut- und
Plasmamenge die Methode der Wahl ist.

Gerade auch *diese* Indikation widerlegt die landläufige Meinung,
Homöotherapie brauche lange Zeit, bis sie wirken könne.

Die aufgeführten Mittel sind *so* wichtig, daß sie in die Bereitschaftstasche gehören.

In ernsten Fällen:
— *plötzlich*, aus den verschiedensten Ursachen auftretend.
Rapider Kräfteverfall,
eingefallenes, blasses Gesicht, eiskalte Haut, kalte Schweiße.
Fadenförmiger, aussetzender Puls.
Innere Hitze, verträgt deshalb keine Bedeckung.
Großer Durst.
Herzschmerzen. Krämpfe (Lippen hochgezogen, Daumen überstreckt).
Allgemein:
Zweiphasenwirkung:
1. Herzerregung, Wallungen zum Kopf, beschleunigte Atmung.
2. Eiskalte Haut, eiskalte Schweiße, Temperaturabfall. Blutdruckabfall, besonders im Stehen.
   Verfallener Ausdruck. Evtl. Aussetzen der Atmung.

Sehr bewährt bei:
1. Einfachem Kollaps in der Sprechstunde durch seelische Aufregung oder vor und während kleiner Eingriffe (Injektionen).
2. Allgemeiner Kreislaufschwäche mit Hypotonie und Präkollaps, auch während und nach Infektionen.
3. Akuter Nikotinvergiftung als Antidot und Kreislaufstütze.
4. Ohnmachten, Kollapsen und Schock!
5. Herzkreislaufschwäche im Alter (zusätzlich zu anderen Maßnahmen und als Notfallmittel).
6. Kreislaufschwäche der Wetterfühligkeitspatienten.
   Camphora $\varnothing$ = D1
   jeweils 5 Tr. auf die Zunge.

— mit *Eiskälte* des ganzen Körpers, *kaltem Schweiß auf der Stirn*, (auch profuse kalte Schweißausbrüche, spez. der *oberen* Körperhälfte), ausgesprochenem Frostgefühl und Frostschauer und *unstillbarem Wäremeverlangen* (!).
Rapide sinkender Blutdruck,
Exzessive Blässe, evtl. auch livide Färbung. Verfallenes Gesicht, spitze Nase *(Facies hippokratica)*.
Rapider Kräfteverfall.
Zittern, Tachykardie (Puls unzählbar, kaum fühlbar).
Angst, inneres Brennen, großer Durst.

Durchfälle, profus, wie Reiswasser, schwerste Erschöpfung danach.

Krämpfe, spez. Wadenkrämpfe.

Evtl. Bewußtseinsverlust.

Untertemperatur.

Auch „Präkollaps", oft mit schmerzhaftem Beugekrampf (Hände, Waden, Fußsohlen) oder mit extremer Hypotonie, großer vasomotor. Erregung, blaßblauer Kälte und *massenhaften Absonderungen* (Stuhl, Schweiße).

„Kollapsmittel ersten Ranges" nach STAUFFER: spez. bei Infektionskrankheiten, choleraähnlichen Zuständen, Typhus, Ruhr, bei Herzfehlern und bei Angina pectoris.

Veratrum album (4, 12, 30)

— mit Blutdruckabfall,
jagendem Puls,
Schüttelfrösten,
massiven kalten Schweißausbrüchen, *starken Kongestionen zur oberen Körperhälfte* (typisch) mit gedunsenem, lividem Aussehen, großer Erregung, starken Kopfschmerzen, erheblichem Speichelfluß,
Hinfälligkeit, Schwindel, Schwanken.

Asthmatoides Atmen mit blutdurchsetztem Auswurf (beg. Lungenödem!).

Auch apoplektiforme Zustände dieser Art mit Hirnödem.

Große *Übelkeit, Würgen, Erbrechen,* gieriger Durst.

Wenig oder gar keine Angst!

Größte Schwäche, Erschöpfung, Ohnmacht. Auch tonischklonische Krämpfe.

Zunge: Sulcus medianus tiefrot und belagfrei, sonst gelb, trocken (typisch).

Besonders angezeigt bei frühzeitigem schweren Kollaps im Gefolge von akutesten Infektionskrankheiten.

Veratrum viride (12)
(2 Tr. in Glas Wasser, stdl. ein Schluck).

— mit raschem Schwinden der Lebenskräfte, extremer Kälte, besonders von den Knien abwärts, selbst der Atem ist kalt. Puls fadenförmig, aussetzend.

Kalte Schweiße. Bläuliches Aussehen. Ringen nach Luft (typisch), verlangt nach bewegter (!) Luft (SCHWARZHAUPT).
Carbo veget. (12—30)
(kumulativ in heißem Wasser)

— *als zentraler Vasomotorenkollaps,*
z. B. bei schwerer toxischer Diphtherie, ein Hauptmittel (nach SCHWARZHAUPT).
Sehr unruhig, Gesicht livide, Augen gläsern.
Deckt sich dauernd ab, verfällt in leicht unruhigen Schlaf, aus dem dem er plötzlich erwacht.
Schwerstes Krankheitsbild. „Bestes Mittel bei sept. Prozessen"!
Lachesis (12)
halbstündlich unverdünnt auf die Zunge.

— *infektiös-toxisch* mit plötzlichem *nächtlichem* Erwachen mit höchster *Angst,* kleinem, stolperndem Puls, Atemnot, kalten, klebrigen Schweißen, verfallenem Aussehen und dem Wunsch, Heißes zu trinken (Durst).
Arsenicum alb. (6)
10minütl. 5 Tr. auf die Zunge.

31. Koliken

Koliken lassen sich homöotherapeutisch oft überraschend gut beeinflussen.
Man fahnde nach Möglichkeit nach der Ursache und berücksichtige bei der Mittelwahl Charakter und Modalitäten der Schmerzen. Die wenigen, hier aufgeführten Mittel sind besonders wichtig und haben sich oft bewährt. Ihre völlige Unschädlichkeit sei besonders hervorgehoben.

— *heftigst, schneidend,* bei Erwachsenen wie bei Kindern, *krampfartig,* oft um den Nabel herum, anfallsweise auftretend, oft von (Erbrechen und) *Durchfall* begleitet.
Besser durch Zusammenkrümmen und Druck (Stuhllehne). Auch Wärme bessert.
Colocynthis (4, 6, 12)

— und Krämpfe der Hohlorgane. Heftige, krampfhafte Koliken, auch Krampfneurosen (Schreibkrämpfe), quälender Singultus, Krampfdiathese bei Kindern, krampfhafte Dysmenorrhoe.
Besser durch Wärme und Zusammenkrümmen (heiße Aufschläge).
Magnesium phos. (4—6)
evtl. 2—4 Tbl. in Eierbecher mit heißem Wasser, schluckweise.

— der *Kinder und Frauen,* oft als *Blähungskolik* mit aufgetriebenem Leib.
Kind windet sich in heftigen Schmerzen, *aber es krümmt sich nicht wie bei Colocynth.*
Typisch: *Ängstlichkeit* und *Unruhe* und *Durchfallneigung,* spez. bei Kindern. *Nervöse Überreiztheit der Frauen;*
Ätiologisch hier oft Ärger.
Chamomilla (3—6)

— mit anfallsweise auftretenden krampfhaften Schmerzen.
Typisch: *Rückwärtsbeugen des Körpers!* was erleichtert.
Gute Wirkung bei Magen-, Darm-, Gallen- und Nierenkoliken, wirkt stärker als Belladonna.
Atropinum (4)
5minütl. 5—10 Tr. in Teel. Wasser.

— mit ausstrahlenden Schmerzen, vom Nabel aus, besser durch Herumgehen, Ausstrecken und Rückwärtsbeugen.
Dioscorea villosa (2—3)

— *habituelle,* spez. des Darmes, chronische Neigung dazu, „chronischer Bauch".
Neigung zu Obstipation und zu Subileus.
Staphisagria (4—6)

— mit *unregelmäßiger Darmperistaltik* und Krampfbereitschaft, *Obstipation* krampfhafter Art *mit häufigem, oft vergeblichem Drang* (typisch).
Männermittel.
Nervöses, reizbares, cholerisches Temperament.
Bewährt auch bei Blähungskoliken.
Nux vomica (4—6)

179

— heftig, schnürend, nach überall hin ausstrahlend, lang anhaltend, *Leib kahnförmig eingezogen, steinhart* (typisch), Konstriktion am After, wie an einer Schnur hochgezogen.
Hartnäckigste spastische Obstipation.
Plumbum (6)

K-Splitter

Kardiospasmus:
(nach Ausschluß organischer Erkrankungen!)
— die hinuntergeschluckten Speisen kommen sofort wieder herauf, als ob sie den Magen gar nicht erreicht hätten:
Phosphorus (12)
— und Ösophaguslähmung mit Repurgitieren der Speisen. „Schluckt mit Mühe und Schmerz, jeder Bissen wird bis hinab gefühlt" STAUFFER: besser als Baptisia und Cicuta.
Alumina (6—12)
— Speiseröhre wie krampfig zusammengeschnürt, kann nur Flüssiges schlucken, Festes macht Würgen.
Baptisia tinct. (6)

Karzinom:

Selbstverständlich ist hier nur eine palliative und lindernde Wirkung zu erwarten, doch sollen die folgenden Mittel wegen ihrer oft hervorragenden Wirkung auf das subjektive Befinden des schwerleidenden Patienten, besonders der mit inoperablen Tumoren, unbedingt Erwähnung finden.

— speziell des Magen-Darms.
Kachexie. Heftiger Brennschmerz. Wirkt erleichternd.
Arsenicum (6)
und **Carbo animalis** (4)
im Wechsel.

180

— bei allen Schleimhautkrebsen, die zu Blutungen neigen:
    Argent. nitr. (3—4)

— bei harten Drüsentumoren und Szirrhus, zu versuchen:
    Conium (3—6)

— bei eitrig-stinkenden Krebsgeschwüren, die brennen und leicht bluten:
    Carbo animalis (6)

— bei Haut- und Drüsenkrebsen, deren Schmerzen sich auf Wärme bessern:
    Silicea (6—12)

— bei Krebs besonders der Schleimhäute:
    Hydrastis (1)
es folgen gut und sind länger zu geben:
    Conium (3)
und **Arsenicum alb.** (12)

Katarrhe der oberen Luftwege,
(eine Auswahl der wichtigsten Mittel)

— der *Nase,* zuerst mit verschwollener Schleimhaut und Nasenverstopfung, dann mit Fließ-Schnupfen mit *brennenden, scharfen, wundmachenden* (!) *Sekreten.*
Auch *Nebenhöhlenkatarrhe* mit Druckschmerz in Stirn und Kiefer, schlechter im Zimmer, besser im Freien.
Auch *Tuben- und Mittelohrkatarrh* mit Brausen und Schwerhörigkeit.
Die Augenkatarrhe sind — im Gegensatz zu Euphrasia — *mild* und *nicht* wundmachend!
    Cepa allium (6)

— der oberen Luftwege, akut, *trocken* (!) mit heftigem Schmerz und schwerem *Druck in der Stirn und an der Nasenwurzel.*
Nie Fließ-Schnupfen wie Euphrasia oder Cepa.
Gaumen oft wie Leder, Schlucken schmerzhaft. Niesreiz.
Chronisch mit Geruchsverlust, drückendem Kopfschmerz und Benommenheit, auch trockenem Kitzelhusten.

Reiz hoch oben im Schlund.
(Schwere und Druck an der Nasenwurzel: auch Kalium bichromicum, Cinnabaris und Zincum).
Fängt bei akutem Katarrh die Nase an zu laufen, lassen Schmerz und Schweregefühl an der Nasenwurzel nach.
Sticta pulmonaria (1—3)

— mit *trockenen* (!), *brennenden* (!) *Schleimhäuten.*
Viel Niesen.
Meist trockener Stockschnupfen, aber auch scharfe, wundmachende Sekrete.
Kehlkopf und Rachen trocken und brennend, trockener, harter Husten, besonders nachts.
Sanguinaria (6)

— *der Kinder* mit *verstopfter, trockener Nase,* Mundatmung, keuchend, krähender Stimme, hohlem, rauhem Husten. Heiserkeit mit zähem Schleim im Hals. Auffahren aus dem Schlaf mit Erstickungsgefühl, schlimmer nach Mitternacht.
(Keuchhusten, Pseudokrupp u. ä.) Säuglings- und Kinderschnupfen.
Sambucus nigra (∅—3)

— mit *heftiger Schleimhautreizung,* Augen brennen und tränen, heftiges, häufiges Niesen, verstopfter, trockener Nase oder Fließ-Schnupfen mit Stirnkopfschmerz (Grippekatarrhe mit Stirnhöhlenbeteiligung).
Auch Nebenhöhlenkatarrhe, schmerzhafte Laryngitis mit Heiserkeit,
Husten und Erstickungsanfälle mit Würgen und Erbrechen bei zähem, schwerlöslichem Schleim (Ipecacuanha).
Typisch: absteigende Tendenz der Katarrhe.
Justicia adhatoda (3—6)

— des *Nasen-Rachenraumes* mit *Retronasalkatarrh.*
Viel zäher Schleim läuft die hintere Rachenwand hinab.
Trockener Krampfhusten bei sehr empfindl. Trachea gegen kalte Luft.
Corallium rubr. (3)

182

— mit dickem, gelbem, rahmigem Sekret, akut wie chronisch, *milde, nicht wundmachend.*
Besserung des Befindens im Freien, schlimmer in Wärme.

Pulsatilla (4—6)

— chronische, spez. der hinteren Nase und des Rachens.

Natrium carb. (3—4)

— heftig, im ersten Stadium, starke katarrhalische Reizung mit *Brennschmerz:*
Fließ-Schnupfen, scharf, brennend, mit Trockenheitsgefühl (trotzdem)!
Niesreiz bei zugeschwollener Nase, *Stirn- und Schläfenkopfschmerzen.*
Auch *Rachenkatarrh, trocken, brennend,* auch Kehlkopfkatarrh mit hohlem, trockenen Kitzelhusten.
Augen: Jucken und Trockenheitsgefühl.
Ohren: Tubenkatarrh und Ohrenklingen.
„Ein vorzügliches Heilmittel" (STAUFFER). Frühzeitig geben, nicht zu tief dosieren. Erstverschlimmerung selbst bei Potenzen zwischen 6 und 12 typisch.

Euphorbium off. (6—12)

— der *Nase* mit *mildem* Sekret, aber reichlich, wäßrig, fließend,
der *Augen* dagegen profus, *scharf, ätzend,* mit Lichtscheu und Lidkrämpfen. Sekrete dick, schleimig, scharf, wundmachend.

Euphrasia off. (4—6)

Kiefergelenksluxationen, Neigung dazu; leicht auftretend:

    a) **Rhus tox. (8)**
    b) **Petroleum (6)**

Klimakterium (eine *Auswahl*)

— mit *Hitzewallungen ohne Schweiße,* erregter Blutzirkulation und *trockenen Hitzen.*
Nächtl. Brennen an Händen und Füßen.
Wallungen zu Kopf und Brust, mit Hitze, evtl. wechselnd mit Frostschauer.
Auch klimakterische Blutungen, scharf, klumpig, profus, übelriechender Fluor.

Sanguinaria (12)

— mit *Wallungen und Schweißen*, scharfen, *übelriechenden Sekreten (Fluor)*, großer allgem. Schwäche, mit Migräne und Regelstörungen, nerv. Erregung und Depressionen, *venösen Blutstauungen* (Leib, Genit., unregelmäßiger Blutverteilung). Schweiße bei jeder Bewegung und Anstrengung.
Regel spärlich oder ausbleibend, Rückenschmerzen.
Fluor gelbgrün, übelriechend, stechend, juckend, fressend.
Senkungsneigung und Obstipation.
Bewegung bessert! (Arbeit, Tanzen).
Sepia (6—12)

— mit *Hitzewallungen zum Kopf* und *heißen Schweißen, größter Empfindlichkeit gegen Druck und Einschnüren, besonders am Hals.* Stimmung meist traurig, schwermütig. Neigung zu *Kopfschmerzen* mit dunkelrotem Gesicht, *besonders nach Schlaf,* zu Schlaflosigkeit mit wüsten Träumen, hat Angst, schlafen zu gehen: *schläft sich in die Verschlimmerung hinein.*
Auch viel Herzklopfen und Herzschwäche, besonders in warmen Räumen, bei Hitze. Unverträglichkeit von heißen Bädern! Alles besser bei eintretender Sekretion (Regel).
Lachesis (15—30)
nicht zu oft!

— Ein typisches Frauenmittel.
Rheumatisch-neuralgische Beschwerden mit scharfen, herumziehenden, schießenden, blitzartigen Schmerzen.
Schlaflosigkeit der Nervösen und Hysterischen (wegen Unruhe und Erregung), *Kopfschmerzen,* schlimmer bei geringster Bewegung (eines der besten Mittel).
Dysmenorrhoen, von Hüfte zu Hüfte. Ständiger Wechsel zwischen physischen und psychischen Beschwerden.
Hysterisch erregt, schwatzhaft, oder traurig, niedergeschlagen, weinerlich.
Cimicifuga (6—12)

— mit Hitzewallungen, *Schweiß* (profus) und *Schwäche* (ungewöhnlich),
Gefühl *inneren Zitterns,*
Hast bei allen Handlungen und Gefühlen,

heftigen Blutungen, (unzeitig)
elendes, blasses Aussehen,
reizbar oder niedergeschlagen, depressiv.
Trophische Störungen der Haut, mit Jucken, frühzeitiges Ergrauen
der Haare.

Acidum sulf. (6)

Knochenbrüche:
mit schlechter oder verzögerter Kallusbildung.
Hervorragend bewährt!

Calcium phos. (6) Tbl.
3 x tgl. 1 Tbl.
und **Symphytum** (3)
2—3 x tgl. 5 Tr.
im Wechsel.

Kokzygodynie (Coccygodynie):

— nervöser, blutarmer Frauen mit Regelstörungen ... und Blasenhalsreizung
Unterdrückte Ausscheidungen von Erkältung:

Senecio aur. (1—3)

— plötzlich auftretend, fast ohnmächtig machend, besonders zur
Regelzeit.
Kann nicht liegen:

Magnesium carb. (12)

— mit äußerster Berührungsempfindlichkeit, sitzt nach vorn gebeugt!
Oft mit Unterleibsstörungen:

Lobelia (3—6)

Kommotio (Commotio):

— *Sofortmittel,* sehr bewährt! Machen längeres, strenges Liegen oft
unnötig und verhüten Spätfolgen:

Arnica (6) 3—4 x 5 Tr.
und **Hypericum** (3) 2—3 x 5 Tr.
im Wechsel am gleichen Tag.
chron: **Natrium sulf.** (6)

— Zustand nach, vor allem wenn Krämpfe auftreten:
    Cicuta virosa (12)

— Spätfolgen:
    Arnica (30)
    selten.

Kondylome:
    immer wieder bewährt hat sich das „gepriesene Trio":
    Thuja (6) und äußerl. Ø
    Staphisagria (6)
    Acid. nitric. (6)

Krämpfe (eine Auswahl):

— aller Art, die mit Zuckungen in Finger und Zehen beginnen und sich von dort ausbreiten (NASH).
    Cuprum met. (3, 6, 12) Tbl.

— spez. „*Zahnungskrämpfe*" beim Kleinkind, in extremen Fällen mit verdrehten Augen und Bewußtseinsverlust.
    Chamomilla (30)

— und Zuckungen der Gesichtsmuskulatur (mimische Gesichtskrämpfe).
    Der Kopf wird nach einer Seite gerissen. Fortgesetzte krampfhafte Bewegungen *einer* Körperseite (!).
    Mygale lasiod. (2—30)

— mit Emporwerfen der Oberschenkel (!), auch mimische Gesichtskrämpfe, auch Brust-, Magen-Darm- und Blasenkrämpfe.
    Menyanthes trifoliata (4) dil.

— aller Art, meist Streckkrämpfe, spez. Wurmkrämpfe:
    Cina (12—30)

— und Ohnmachten bei rezidivierenden Kollapsen.
    Helleborus (6)

— *Wadenkrämpfe:*
    a) Mittel der Wahl:
        Cuprum acet. (3) Tbl.
        am besten kurmäßig 3 x 1

b) der Alten:
>   **Cuprum arsenic.** (4) Tbl.
>   am besten kurmäßig 3 x 1

— *Muskelkrämpfe:*
nach Überanstrengung, z. B. Schreibkrampf:
>   **Acid. picrinic.** (4—6)
>   oder **Zincum** (8—10)

— schmerzhaft, der Flexoren der Beine, der Waden, Bauchmuskeln, des Cremaster; tonisch, anhaltend:
>   **Plumbum** (12)

— der Kinder bei Schreck, nach Tadel oder Bestrafung:
>   **Agaricus** (30)

— und Ohnmachten, ganz plötzlich, bei geringstem Schmerz, auch Globus hystericus, selbst bei Versagen von Ignatia, Lachesis und Asa foetida:
>   **Valeriana** (3—6)

— aller Art wie Zahnungskrämpfe der Kinder, Hysterie, auch Epilepsie,
tonisch-klonisch, auch Muskelkrämpfe, auch wie elektrische Schläge!
>   **Veratrum viride** (6—12)

— nervös, hysterisch, auch epileptiform, bei Zahnung der Kinder (Chamomilla, Zincum) und bei Wurmbefall (Cina),
auch Magenkrämpfe und Koliken:
>   **Stannum** (6)

— vom Gehirn ausgehend, auch bei Hydrozephaloid, Epilepsie, auch Veitstanz, aber auch Zahn- und Wurmkrämpfe und K. in den Entwicklungsjahren:
>   **Zincum** (6—30)

Krupp bzw. Pseudokrupp:
— *plötzlich* auftretend,
z. B. bei Kindern, die nach trockenen kalten Winden erkranken. Erwachen im ersten Schlaf, fassen an den Hals, *hustet sehr (heiser, bellend), große fieberhafte Erregung.*
>   **Aconitum** (4—6) dil.
kumulativ in heißem Wasser.

— mit Angstzuständen und Auffahren aus dem Schlaf, pfeifende Inspiration, Blutwallungen zur Brust,
Hustenanfälle, hohl, trocken, bellend, Tieflage des Kopfes unerträglich, muß hochsitzen.
(Folgt gut auf Aconit!)
Spongia (4) Tbl.

— sich erst am Tage nach einer Erkältung entwickelnd, meist in den frühen Morgenstunden, Atmung pfeifend, rasselnd, schlimmer durch jeden (kalten) Atemzug. *Nach* Lösen des Krupps, aber Fortbestehen des lockeren Hustens (immer erst *nach* Aconit und Spongia).
Hepar sulf. (6)

— mit Verschlimmerung *nach* Schlaf. Hals und Kehlkopfgegend äußerst empfindlich! Alles um Hals und Kehle wirkt erstickend.
Lachesis (12)

L-Splitter

1. **Lähmungen**
(Übersicht)

— Ptosis, Strabismus, Diplopie, Sprache schwer und lallend, Schlingbeschwerden, Aphonie von Stimmbandlähmung, Blasen- und Rektumlähmung. Postdiphtherische Lähmungen == Hauptmittel!
Bewährt nach STAUFFER.
Gelsemium (6—12)

— Blasen- und Mastdarmlähmung, Lähmung von Auge, Zunge, Kehlkopf, Schlund, Facialis, Gliedern, auch hartnäckige postdiphterische Lähmungen (nach STAUFFER).
Mehr rechtsseitig wirkend.
Causticum (12)

— von Rückenmarksleiden herrührend, speziell im *Anfang* des Leidens (Schwäche im Kreuz, Kreuz versagt beim Gehen, Schwäche in den Beinen: Beine und Knie versagen. Fußsohlen wie eingeschlafen, Hände wie taub oder wie geschwollen, abwechselnd, oft die eine und dann die andere. Schwäche der Nackenmuskulatur. Bald sind die Füße, bald die Hände eingeschlafen). Hand zittert beim Essen.

Cocculus (12)

— und lähmungsartige Schwäche der Glieder, speziell der *Beine,* schmerzlose Lähmungen der unteren Extremitäten, auch Augenmuskel- und Zungenlähmung. Gefühllosigkeit im ganzen Körper. Langwierige, schmerzlose Lähmungen, auch nach Embolie und apoplektischen Insulten.

Oleander (6—12)

— linksseitig, der Glieder, aber auch der Zunge, auch bei postapoplektischen, immer wieder zu versuchen.

Lachesis (12—30)

— speziell der *Hände* mit nachfolgender *Atrophie* der Handstrecker.

Plumbum (6) Tbl.

1 x tgl., lange.

— rheumatische, mit Taubheitsgefühl.

Kalmia (3—6)

2. Lampenfieber

Die angeführten Mittel haben sich ausgezeichnet bewährt.

a) *Nervenwirkung:*

Argentum nitr. (6)
oder **Gelsemium** (6)

b) *Herz-Kreislaufwirkung:*

das Mittel der Frühinsuffizienz:

Strophanthus (2)

3. Laryngitis

— *akut* mit heftigem Kitzelreiz und krampfhaftem Husten (WAPLER) und Kongestionen zum Kopf mit Fieber.

Belladonna (6)

— mit Ödem des Rachens und des Larynx und trockenen, brennenden Schleimhäuten von roter Farbe (nicht blaß wie Apis).
Heiserkeit, Kitzel- und Krampfhusten.

> Sanguinaria (4—6)

— mit heftigem Husten bei belegter Stimme und Heiserkeit.

> Sambucus (3—6)
> **Rumex** (3)
> **Spongia** (4)
> im Wechsel.

— mit Heiserkeit und rauher Stimme *durch Erkältung.*
Heftiges Räuspern und kratzender Husten. Gefühl einer Kugel im Hals.
Bewährt!

> **Paris quadrifolia** (3—4) dil.

— *nach Überanstrengung der Stimme* und leicht wiederkehrender Heiserkeit bei Redner und Sängern.
Sehr bewährt.

> **Arum triphyllum** (3)
> Auch zum Gurgeln:
> 10 Tr. der Tinktur (∅) auf eine Tasse Wasser,
> auch prophylaktisch!

— *bei mehr chronisch verlaufenden Katarrhen:*
Schmerz und Empfindlichkeit beim Sprechen oder bei Berührung des Kehlkopfes.
Larynx rauh und brennend oder wie mit Watte ausgefüllt.
Heiserkeit bis zum Stimmverlust.
Schlimmer abends und durch kalte, feuchte Luft.

> **Phosphorus** (8—12)

4. **Lebensmittelvergiftung:**
durch Fisch, Fleisch, Wurst,
sehr bewährt:

> **Arsenicum alb.** (6) dil.
> öfter 5 Tr.

in leichteren Fällen auch:

> **Taraxacum** (1) dil.
> mehrmals tgl. 10 Tr.

190

5. **Lockerwerden gesunder (!) Zähne:**
>   **Argentum nitr. (6—8)**

6. **Lumbago:**

— bei *traumatischer Ätiologie*, ein Hauptmittel. Typisch ist der Zerschlagenheitsschmerz.
>   **Arnica (6—10)**
>   am besten in Form intrakutaner Quaddeln paravertebral.

— *akut:*
Sitzen besonders schmerzhaft.
Lenden wie zerschlagen und gebrochen. Krämpfe im Stehen.
Kann sich im Bett nicht umdrehen, ohne sich aufzurichten!
>   **Nux vomica ($\emptyset$)**
>   nur in akuten Fällen so tief, 2—3 stdl. 5 Tr.

— *akut:*
mit Verschlimmerung durch geringste Bewegung oder Berührung.
Besserung durch absolute Ruhe!
Am besten mit Nux vomica im Wechsel!
>   **Bryonia ($\emptyset$)**
>   2—3stdl. (im Wechsel mit Nux vomica).

— eines der besten Mittel, wenn Schmerz durch fortgesetzte (!) Bewegung gebessert wird, aber bei beginnender Bewegung sich verschlimmert.
Lahmheit, Steifigkeit.
Schlimmer auch in Ruhe, nachts,
mit großer Unruhe (spez. körperl.),
und beim Aufstehen früh,
besser durch Wärme.
In akuten Fällen auch ohne diese typischen Modalitäten wirksam.
Ätiologisch: Überanstrengung, Zerrung, Verheben, Unterkühlung.
>   **Rhus tox. (6—30)**

— als Folge von Durchnässung und Liegen auf feuchtkaltem Boden, auch bei rheumatischen Lähmungen!
>   **Dulcamara (3—6)**

— Rückenmuskeln schmerzhaft mit Brennen und Ziehen, Reißen, Wundheitsgefühl, Zerschlagenheitsschmerz.
Bettwärme bessert, Aufstehen und Bewegung verschlimmern:
Causticum (12)

32. Migräne

Diese hartnäckige, schwer zu beeinflussende Leiden läßt sich homöotherapeutisch oft recht günstig beeinflussen.

Die Anfälle selbst wird man bei passender Mittelwahl allenfalls abkürzen und mildern können, die Dauerbehandlung (Intervallbehandlung) dagegen verspricht oft ausgezeichnete Besserungen bis zur völligen Heilung, immer vorausgesetzt, daß neben einer Regelung der Lebensweise, vor allem der Kost, das Simile gefunden wurde.

Die folgende Übersicht soll die wichtigsten „Migränemittel" vorstellen und Ihnen die Wahl erleichtern.

— angiospastisch, *mehr rechtsseitig*, periodisch, vor allem an Ruhetagen (!) *„Sonntagsmigräne"*, und nach geistiger Überanstrengung.
Sehstörungen vor oder zu Beginn des Anfalles, saures Erbrechen auf dem Höhepunkt.
Hyperacidität.
Iris vers.
im Anfall: (4—6), häufiger,
im Intervall: (15) selten.

— *rechtsseitig*, frühmorgens vom Hinterkopf über den Scheitel ziehend und über dem rechten Auge sich festsetzend. Auge rot, wie trocken, brennend.
Temporalgefäße geschwollen.
Übelkeit, Brechreiz, Erbrechen.
Bohrt den Kopf in die Kissen.
Große Licht- und Lärmempfindlichkeit.

Flaches Liegen im Dunkeln bessert.
Paßt besonders im Klimakterium.
Auch im Intervall geben.
Sanguinaria (6—12)

— Anfälle von Gefäßkrampf mit Brechwürgen, *mehr rechtsseitig*.
Hitze im Gesicht und Blässe wechseln. Schwindelneigung.
Liegen bessert, Aufsetzen verschlimmert.
(Am besten im Wechsel mit Sanguinaria.)
Digitalis (6)

— *rechtsseitig*, blindmachend, mit unstillbarem Erbrechen.
Ist aber nach dem Anfall bald wieder arbeitsfähig!
Crotalus horr. (15—30)
2—3 x tgl.

— *linksseitig* (typisch), periodisch, vom Hinterkopf ausgehend, mit
Gefäßkrampf und *Gesichtsblässe,* Schmerzen steigen und fallen
mit dem Gang der Sonne. Erbrechen auf dem Höhepunkt.
Schlimmer durch Geräusch, Erschütterung und Kälte.
Spigelia (6—12)

— „eines der zuverlässigsten Mittel" bei *angioparalytischer* Form mit
passiven Kopfkongestionen,
periodisch, meist vor der Regel auftretend, spez. in und nach
Pubertät.
Übelkeit, Erbrechen. Oft gehen Sehstörungen voraus, bei ein-
setzenden Schmerzen schwindend (!).
Band- oder Reifengefühl um den Kopf.
Besser im Liegen, aber bei Hochlage des Kopfes! Schlimmer durch
Wärme.
Gelsemium (4)
auch im Intervall (12—30), seltener.

— *halbseitig, häufiger links*, meist in Verbindung mit Regelstörungen
und Anämie,
oft tagelang (!) anhaltend.
mit Verdunkelung des Gesichtsfeldes und weiten Pupillen.
Schlimmer durch Liegen auf der kranken (linken) Seite.
Cyclamen (3—6)

— *linksseitig,* speziell bei Aussetzen der Regel (*„Klimaxmigräne"*).
Galliges Erbrechen und große Erschöpfung.
Cimicifuga (3)

— bei *Regelstörungen* mit regelmäßig auftretender Hemikranie,
Schmerzen von innen nach außen, pressend, z. T. mit Hin- und
Herschleudern des Kopfes (!).
Übelkeit und Erbrechen.
Schlimmer früh, durch Licht und Lärm, von Ärger,
besser durch Ruhe und Druck.
Sepia (6—30)

— *rechtsseitig,* vom Hinterkopf oder den Halswirbeln ausgehend,
über dem rechten Auge sich festsetzend, periodisch. Übelkeit und
Erbrechen auf dem Höhepunkt des Anfalles,
Harnflut beim Nachlassen der Schmerzen.
Schlimmer von Geräusch, Licht, Bewegung und Erschütterung.
Besser durch Wärme und warmes Einhüllen des Kopfes (!).
Silicea (3—6)

— *über einem Auge,* in der Stirn oder im Nacken *mit Blässe* und
Schmerzen „zum Bersten", periodisch.
Anfall beginnt mit Übelkeit (!) und Brechreiz, einem führenden
Symptom des Mittels.
Zunge dabei meist rein.
Ekel vor allen Speisen.
Ipecacuanha (4—6)

— *schwerster Art, linksseitig,* mit Sehstörungen, Schwindel, Angst.
Galleerbrechen auf dem Höhepunkt. Folgen von geistiger Anstrengung, Gemütserregung, Schlaflosigkeit.
Typische Neurasthenie.
Festes Binden bessert,
Wärme verschlimmert.
Argentum nitricum (6)

— besonders rechtsseitig,
mit Gesichtsröte und weiten Pupillen, Sehstörungen und klopfenden, pochenden Schmerzen.
Übelkeit, Erbrechen, Schweiße.
Schlimmer durch Niederlegen!
Belladonna (6—12)

— vor allem zu Beginn zur Lösung des Gefäßkrampfes zu geben:
Gesicht stark gerötet und Schwarzwerden vor den Augen,
pulsierende Schmerzen, vom Nacken aus.
Würgen und Erbrechen.
Ausgesprochene *Wärmeverschlimmerung.*
Glonoinum (6)
1—2stdl. 3—5 Tr.

M-Splitter

1. **Magenkrebs, inoperabel:**
   lindert sehr — neben Carbo veget. und Arsenicum album
   >> **Hydrastis (3)**

2. **Mastoiditis, beginnend:**
   sehr bewährt!
   >> **Capsicum (4)**

3. **Milchsekretion der Wöchnerinnen**
   fördernd (wie Urtica urens ∅)
   >> **Asa foetida (2—6)**

4. **Milcherbrechen der Säuglinge**
   durch *Pylorospasmus,*
   bewährt.
   >> **Aethusa cynap. (4)**

5. **Milz-Tumoren,**
   „eines der besten Milzfunktionsmittel":
   >> **Ceanothus american. (∅—1) länger**

6. **Mittelschmerzen:**
   >> a) **Cocculus (6)**
   >> b) **Hamamelis (∅—1)**

7. **Myome:**

(vgl. auch die Arbeiten von KABISCH).
   a) **Calcium fluor.** (6)
   b) **Lapis albus** (4—6)

8. **Myomblutungen:**

Calcium stibiat. sulf. (2)
Erigeron canadensis (1—2)
im Wechsel.

33. Nephritis — Nephrose

Hier kann nur eine Auswahl der für diese Erkrankungen in Frage kommenden Mittel aufgeführt werden.

Außer der wichtigen Allgemeinbehandlung kann es von großer Wichtigkeit sein, das passende Homöotherapeutikum zu geben; der Verlauf wird abgekürzt und milder und das Befinden schneller gebessert. Dieses schwierige Gebiet erfordert das Zusammenspiel aller nur möglichen diagnostischen und therapeutischen Maßnahmen, um nach Möglichkeit ein Chronischwerden zu vermeiden.

Bei der Arzneimittelfindung sollte man neben dem klinischen Bild auch immer auf die Ätiologie achten.

— *acutissime*, Harn blutig und eiweißreich, beginnende urämische Erscheinungen.
Helleborus (∅—3)

— *akut* mit Albuminurie, Hydrops, drohender Anurie und beginnender Urämie.
Vesicaria comm. (∅)
4stdl. 15 Tr.

196

— spez. als *Scharlachnephritis* (ein Hauptmittel) mit Kopfschmerzen, Schlummersucht, Oligurie, Hydrops und drohender Urämie mit Delirien.
Zunge sehr trocken.
Terebinthinae oleum (6—12)

— *akut und subakut,* mit Neigung zu Blutungen.
Glomerulonephritis mit nephrotischem Einschlag.
Herzschwäche und Stauungsbronchitis.
Hohe Rest-N-Werte, massenhaft granulierte Zylinder.
Phosphorus (8—10)

— als *Glomerulonephritis* und *Scharlachnephritis* im Gefolge von Sepsis, Diphtherie und anderen Infektionskrankheiten, auch *akute Nephrose.* Harn eiweiß- und zylinderhaltig, auch blutig.
Oligurie, Kopfschmerzen, *Ödeme* (Gesicht, Skrotum etc.).
Herzklopfen, Atemnot, Schlafsucht, zunehmende Schwäche.
Apis (3)

— *nach Diphtherie,* mit mehr chronischem Verlauf.
Mercurius subl. (6)

— *nach Durchnässung und Unterkühlung* (kälteallergische Komponente).
Harn trüb, satzig, schleimig, übelriechend.
Ätiologie ist wichtig.
Dulcamara (3—6)

— *bei Rheumatismus und Gicht,* ausgelöst durch Unterkühlung, mit Gelenk- und Herzaffektionen.
Harn eiweißhaltig, blutig, anfangs reichlich, später spärlich. Neigung zu Ödemen und Anasarka.
Colchicum autumnale (6—8)

— *nach Verbrennungen und Infektionen,* spez. der ableitenden Harnwege, wenn die Blase stark beteiligt ist mit heftigen Tenesmen.
Fieber, harter Puls, Oligurie, Harn eiweiß- und zylinderhaltig, auch Makrohämaturie.
Cantharis (6)

— mehr *subakut und chronisch* als *Nephritis-Nephrose.*
Ödeme, Anasarka, begleitende Herzbeschwerden, nächtl. Angstzustände und Atemnot. Großer Durst, zunehmende Schwäche,
drohender Herz-Kreislaufkollaps, Brennschmerz der Harnwege.
Arsenicum alb. (6)
oder **Calcium ars.** (4—6)
oder **Kalium ars.** (3—4)
(siehe auch unter Schrumpfniere).

— bei mehr *chronischem Verlauf* der Scharlachnephritis.
Hepar sulf. (6)

— bei allen *septischen Formen.*
Harn eiweißhaltig, blutig, stinkend. Plötzlich auftretende Herz-
schwächen, hämorrhagische Diathese schlimmster Art. Äußerst
empfindlich gegen Druck, Beengung und Berührung. Wärme verschlimmert.
Lachesis (12)

— *chronische* und Albuminurie, bewährt nach STAUFFER.
Chininum ferro-citricum (3—4) Tbl.

— *chronische und Schrumpfniere*
mit Herzhypertrophie, Albuminurie und Ödemen.
„Erleichtert bedeutend".
Kalium arsenic. (3—4)

— *Schrumpfniere* bei Arterio- und Arteriolosklerose mit blassem
Hochdruck.
Chronische Herzmuskelentartung.
Zu versuchen.
Plumbum (6—12)
3 x tgl.

34. Neuralgien

Die homöotherapeutische Behandlung der Neuralgien ist ein sehr
dankbares Unterfangen.

Mögen stark wirkende Analgetika zunächst vielleicht mehr leisten, eine kausale Behandlung stellen sie nicht dar, von den Nebenwirkungen bei längerem Gebrauch gar nicht zu reden.

Mit den passenden Homöotherapeutika lassen sich die Neuralgien oft in kurzer Zeit wesentlich bessern oder restlos ausheilen, auch wenn sie hartnäckig und chronisch sind.

Die wichtigsten Mittel sind angeführt.

— akut, nach trockenen kalten Winden, *plötzlich* einsetzende, wie heiße Drähte brennende, schneidende Schmerzen mit Taubheit und Kribbeln, überall, schlimmer nachts.
Große Unruhe und Angst, evtl. Fieber.
Aconitum (3—6)

— *besonders des Gesichtes,* vor allem bei überempfindlichen Frauen und reizbaren Kindern. Oft ist bei diesen eine Wange rot, eine blaß.
Schmerzen zum Schreien, treiben besonders nachts aus dem Bett.
Chamomilla (3—6)

— *jeder Art,* zur Einleitung der Kur sehr bewährt, bis Simile gefunden (STAUFFER).
Chininum ars. (4)

— *im Kopf- und Gesichtsbereich,* meist *einseitig, linksseitig,* setzen sich über dem linken Auge fest mit Lichtscheu und Lidkrampf (linksseitige Infra- und Supraorbitalneuralgien).
(Sanguinaria und Silicea rechtsseitig).
Schlimmer durch geringsten Lärm und Erschütterung. Schmerz steigt und fällt mit der Sonne.
Gefühl des vergrößerten Bulbus.
Spigelia (3—6)

— *streng halbseitige, linksseitige Gesichtsschmerzen* (halbe Nase, halbe Stirn), auch Supraorbitalneuralgien links.
Chininum sulf. (3—4) Tbl.

— *aller Art, periodisch, mehr linksseitig auf die Minute wiederkehrend!* (typisch) spez. auch des II. Trigeminusastes.
Cedron (6) Tbl.

— *rechtsseitige Supraorbitalneuralgien*, plötzlich, heftig, „zum Rasendwerden", brennend, reißend, mit Taubheitsgefühl („ausgezeichnete Wirkung").
Auch *Brachialgien* vom Hals bis in die Fingerspitzen, auch rheumatische Lähmungen mit Taubheitsgefühl.
Kalmia (3—6)

— mit langsam zu- und abnehmenden Schmerzen, sehr typisch.
Stannum (6)

— überall, sehr heftig, plötzlich, mit Ohnmachten und Krämpfen.
Valeriana (4—6)

— an allen Nerven, periodisch, blitzartig, anfallsweise, plötzlich aufhörend und die Stelle wechselnd (!).
Schmerz brennend, klopfend, zuckend, schlimmer nachts, durch Berührung und Kälte.
Belladonna (6)

— mit Schmerzen wie mit Zangen gequetscht, periodisch,
zweimal täglich auftretend (!), sich auf die Stunde wiederholend (!), spez. Supra- und Infraorbitalneuralgien mit Stirnhöhlenbeteiligung.
Verbascum (1—3)

— des Gesichtes, auch des Ischias. Schmerzen *krampfartig, einschießend* (Magnes. phos.).
Besserung durch Wärme (bei Mg. ausgeprägter). Schlimmer bei Bewegung.
Colocynthis (6)

— plötzlich kommend, stechend, schießend, krampfartig, zum Schreien, oft halbseitig. Auch dumpfe Schmerzen, periodisch auftretend.
Schlechter nachmittags.
Schweiß bessert.
Gelsemium (12)

— blitzartig, periodisch, anfallsweise, längs der Nerven schießend, bohrend, auch die Stelle wechselnd, oft jede Nacht auftretend.
Besserung durch Druck, schlimmer nachts im Bett.
„Ein Mittel ersten Ranges" (STAUFFER).
Magnesium phos. (4—6) Tbl.

— *Interkostalneuralgien*, eine Spezialindikation von
Ranunculus bulb. (3)

— *Interkostalneuralgien* nach Herpes cost. auch sonst, mit Kältegefühl und Frostigkeit. Taubheitsgefühl folgt.
Mezereum (4)

— mit krampfartig-zuckenden Schmerzen, langsam zu- und abnehmend, von Kältegefühl begleitet (!) und von Taubheitsgefühl gefolgt.
Platina (4—6)

— anfallsweise, reißend-stechend, am Kopf, im Gesicht, in den Armen, am Ischias, auch Interkostalneuralgie bei Herpes coster. Große Ruhelosigkeit ist typisch. Ursächlich: Erkältung, Durchnässung, Unterkühlung.
Rhus tox. (12—30)

— *chronische,* hartnäckige,
immer auch denken an
Causticum (6—8)

— *alte,* schlimmer nachts, bei Kälte, Nässe und Wetterwechsel und beim Entblößen. Spez. veralterter Gesichtsschmerz, gern im Wechsel mit Thuja. (4—10).
Silicea (6—12)
länger geben.

— *chronischer Art,* besonders des Gesichtes und des Ischias.
Natrium mur. (6—12)

— *chronisch,* schwer, speziell *Ischias,*
nur nachts auftretend:
(nach STIEGELE).
Cinnabaris (3)
und **Rhus tox.** (6)
im Wechsel.

N-Splitter

„Nabelschmerzen" der Kinder:
>> Ipecacuanha (6)

Nagelfalzeiterungen,
> auch Neigung dazu, chronisch-rezidivierend:
> sehr bewährt!
>> Silicea (6—12) Tbl.

Narbenmittel: erweicht sie, bessert Keloide.
>> Graphites (4—6) Tbl.

Nasenbluten (Hauptmittel):
a) Patient schneuzt immer etwas Blut;
>> Phosphorus (10)
b) der Anämischen, häufiges, auch sonst,
> bewährt!
>> Natrium nitric. (3)
c) morgens beim Waschen des Gesichtes:
>> Ammon. carb. (2—6) Tbl.
>> oder Kalium carb. (6) Tbl.

Nasenpolypen:
>> Teucrium marum (1—3)
>> Sanguinaria (∅—1)
>> und als Sanguinaria-Glycerin 1 : 10 örtlich als Tampon
>> oder Pinselung.

Nervenverletzungen jeder Art,
> durch Schuß, Stich, Quetschung.
> Sehr bewährt!
>> Hypericum (3)
>> äußerlich auch als Hypericum-Öl, unverdünnt.

Nymphomanie,
> *drei* Hauptmittel:
>> Murex purp. (4—6)
>> Platina (6)
>> Lilium tigrinum (4—6)

35. Obstipation

Ein denkbar schwieriges Gebiet, geradezu eine Crux. Viele Patienten bleiben bei der üblichen Therapie zeitlebens auf Laxantien aller Art angewiesen.

Das muß für einen Arzt unbefriedigend sein.

Das richtig gewählte homöopathische Simile kann selbst in schweren und chronischen Fällen noch echte Hilfe bringen und nicht selten die Ursache erfolgreich berücksichtigen. (Leber-Galleleiden, Austreibungsschwäche des Rektums, chronische Dickdarmkatarrhe, Atonie des Darmes, aber auch Reizmittelabusus, sitzende Lebensweise, Folgen von Operationen etc.)

a) *vorwiegend spastisch:*

— überempfindlicher, nervöser, reizbarer Patienten;
Faeces dünn, lang, trocken, weißlich, wie Hundekot zäh, „Bleistiftstühle", mit Mühe zu entleeren.
Phosphorus (12)

— krampfhafter Art mit *häufigem, oft vergeblichem Drang,*
oder nahezu vergeblichem Drang.
Abgang von wenig Stuhl. (Darm- und Schließmuskelkrampf!)
Gefühl als sei etwas zurückgeblieben. Blähungskoliken. Hämorrhoiden.
Nervöse, reizbare Patienten mit sitzender Lebensweise, Reizmittelmißbrauch, Abführmittelabusus,
hypochondrisch, wärmebedürftig.
Sehr bewährtes Mittel!
Nux vomica (6—30)

— bei vorangegangenen Leberleiden und Abdominalplethora.
Magnesium phos. (6—12)

— bei Dickdarmkatarrhen mit gleichzeitigen Magen-Darmkrämpfen, periodisch, mit Stuhldrang;
Rückwärtsbeugen bessert.
Belladonna (3—4)
oder: **Atropinum** (4)

— mit Pfortaderstauung, Flatulenz, Reizbarkeit, Hämorrhoiden. Bei Leber- und Uterusaffektionen mit Fluor und Dickdarmkatarrhen; „sehr zuverlässig".
Magnesium mur. (4)

— mit harten, schwarzen Stühlen, die nur mit Krampf abgesetzt werden. Koliken, im Nabelgebiet beginnend. (Vgl. Bild der Bleikoliken.)
Das Kind schreit vor Schmerzen ...
Plumbum acet. (4—6)

— mit Afterkrampf. Stuhl schlüpft wieder zurück (Sanicula, Thuja) = „Jojo-Stuhl".
Spez. schlecht entwickelte Kinder, evtl. auch im Wechsel mit hartnäckigem Durchfall von stark wechselnder Beschaffenheit, dann — wenn Pulsatilla nicht hilft — besonders bei Zahnung und heißem Sommerwetter.
Bei Erwachsenen: schlimmer vor und während der Regel.
Silicea (12—30)

— habituell, chronisch-spastisch,
(bewährt nach STAUFFER).
Lachesis (30)
nur ein bis zwei Gaben.

b) *vorwiegend atonisch:*

— *Rektum kraftlos,* wie vollgepfropft, mit *Pflockgefühl,*
selbst weicher Stuhl wird schwer entleert.
Neigung zu Hämorrhoiden,
zu Magenkrämpfen; besser durch Essen, aber nach drei Stunden wiederkehrend.
Allgemeine Nervosität.
Anacardium or. (6)

— Pfortaderstauung, Venostase im kleinen Becken. Darmatonie, Enteroptose. Stuhl hart, knollig.
Kein Stuhldrang, oder vergebl. Drang.
Uterusleiden. Frauenmittel.
Sepia (6—30)

204

— Flatulenz, chronische Leberleiden liegen zugrunde,
erfolgloser Stuhldrang. Stühle trocken, hart, kleinkalibrig.
Magen- und Darmatonie.
Lycopodium (6—30)
in seltenen Gaben, spez. die höheren Potenzen!

— *ohne jeden Drang, tagelang.*
Schleimfetzen im Stuhl. Meteorismus. Stinkende Flatus. Brennen
im Darm.
Neigung zu Hämorrhoiden, Fissuren, Ekzemen.
Spez. Frauenmittel bei trägen, adipösen Personen mit dem Bilde
der Hypo-Thyreose.
Graphites (3—6)
nicht zu häufig, 1—2 x wö.!

— Parese des unteren Darmes:
Stuhl geht nur im Stehen ab.
Causticum (12)

— nach *Abführmittelmißbrauch,* bei Alten; auch bei Kindern, wenn
Anhaltspunkte fehlen, (STAUFFER).
Stuhl hart, knollig, mit Schleim überzogen, oder auch nur Schleim-
klumpen.
Atonische Magendyspepsie.
Große Schwäche.
Auch Colica mucosa.
Sehr wertvolles Mittel.
Hydrastis (1—6)

— mit *Stühlen,* die hart, dunkel, trocken, *wie verbrannt.*
Kein Drang!
Entleerung unter großer Anstrengung.
Sehr trockene Schleimhäute!
(auch Mund, Rachen). Großer *Durst.*
Mittel akut Bettlägeriger.
Bryonia (12—30)

— *völlig fehlender Drang.*
Darm voller Kot und Gase. Stuhl trocken, hart, knollig, schwarz,
wie Schafmist.

Obstipation im Wochenbett, nach Operationen, bei Greisen,
(nach STAUFFER).
Opium (6—30)

— Stuhl: harte, trockene Brocken, bröckelig, schwer zu entleeren
(Trockenheit des Mastdarms).
Durst, Appetitlosigkeit, schlechter Geschmack, Flatulenz
Herzflattern. Hypochondrie, Reizbarkeit.
Alles besser nach erfolgtem Stuhlgang.
Besonders bei anämischen, frostigen, mageren Personen.
Natrium mur. (4—6)

— Mastdarmparese: selbst weicher Stuhl wird schwer entleert. Kein
Drang, Rektum trocken, evtl. entzündet, blutend.
Langsam aber tief wirkend, spez. bei Säuglingen und Kleinkindern
und bei Schwangeren.
Diese Kraftlosigkeit des Rektum haben auch Anacardium, Sepia,
Silicea und Veratrum alb.
Alumina (6—30)

— häufiger, erfolgloser Stuhldrang und Koliken,
„Kittstühle", am After klebend.
Obstipation der *Reisenden*, der *Schwangeren*.
Platinum (6)

— Stuhl von so ungeheurer Größe, daß er *nicht ohne mechanische
Hilfe entleert* werden kann (Sanicula).
Schleimfäden und Blutstreifen im Stuhl. Afterschmerzen.
Selenium (6)

c) *Sonderformen:*

— bei *Megakolon:*
Versuch mit
Opium (4)
über Monate!

— chronische bei chron. Dickdarmkatarrh (schleimbedeckte Stühle).
STAUFFER: „Empfehle ich sehr".
Auch nach Ruhr und bei Colica mucos.
Sulfur jod. (6—12)

— Harter Stuhl geht schwer ab bei viel Drang. Oft geht nur etwas Harn weg.
  Stets Uterusleiden.
  Heißhunger, gierig.
  Evtl. Frühdurchfälle.
  Lilium tigr. (4)

— mit Neigung zu *Aftervorfall* bei jeder Anstrengung.
  Ruta grav. (3)

— habituelle, hartnäckigste.
  Psorinum (30, 200)
  sehr selten.

— mit Hämorrhoiden und Afterschmerzen.
  Prunus spin. (∅)

d) *der Säuglinge und Kleinkinder:*

1. Zurückschlüpfen des Stuhls wegen Austreibungsschwäche („Jojo-Stuhl").
   Silicea (12)

2. Sehr trockene Stühle.
   Bryonia (6—12)

3. Ohne Drang; sehr bewährt.
   Alumina (6)

4. Schreit vor Schmerzen.
   Plumbum acet. (4—6)

5. Kann in Gegenwart anderer nicht Stuhl machen.
   Ambra (3)

O-Splitter

Operationsvorbereitung:
  wirkt Infektionen, Schmerzen und Blutungen entgegen:
    Arnica (6)

Orchitis, Hoden steinhart,
  sehr schmerzhaft:
> **Clematis recta** (2)

Ösophaguskrampf

  mit Repurgitieren der Speisen (nach Ausschluß organ. Erkrankungen),
  „besser als Baptisia und Cicuta":
> **Alumina** (6)

Otitis

— *media,* akut:
> **Belladonna** (6) dil.
> und **Ferr. phos.** (12) Tbl.

— *externa:* mit Trockenheitsgefühl und Jucken im Ohr, eitrigem Ausfluß und Ausschlägen in und hinter dem Ohr:
> **Petroleum** (6)

— *media chronica,*
  langwierig, spez. nach Scharlach in der Kindheit. Sekret nach Heringslake riechend, dünn, scharf. Knoblauchartige Schweiße und Ausdünstungen:
> **Tellurium** (6)

— dto. mit übelriechenden Absonderungen und Schwellung der regionären Lymphknoten:
> **Acidum nitric.** (6—12)

— *media purulenta chronica:*
  die wichtigsten Mittel (Überblick).
> **Hepar sulf.** (15—200)
> **Silicea** (15—200)
> **Tellurium** (6—30)
> **Pulsatilla** (6—200)
> nacheinander, selten.

36. Pertussis

Wenn man auch beim Keuchhusten heute neue Wege geht und *prophylaktisch* mit Keuchhustenvakzine oder Hyperimmunserum das Ausbrechen der Krankheit zu verhindern sucht und damit den vor allem in Säuglings- und Kleinkindesalter drohenden Komplikationen (eitrige Bronchitis, Bronchopneumonie und vor allem Keuchhustenenzephalitis mit möglichen schweren Folgeerscheinungen) vorbeugen möchte,

therapeutisch ebenfalls mit Hyperimmunserum, einem menschlichen Serum mit konzentriertem Gammaglobulingehalt, oder mit Hilfe der Klimakammer, mit Flügen in größeren Höhen oder einer Spezialinhalation mit seltenen Erden manchmal Erstaunliches erreicht, ja manchmal, spez. zu Beginn der Erkrankung, auch Sedative, Streptomycin, Chloramphenicol und Tetracykline empfohlen werden, so möchten wir dennoch auf eine Reihe sehr bewährter Homöotherapeutika bei der Behandlung des Keuchhustens nicht verzichten, und zwar sowohl im katarrhalischen als auch im konvulsiven Stadium.

Man kann nach den Empfehlungen erfahrener Praktiker bestimmte passende Mittel im Wechsel geben.

Die wichtigsten Mittel sind im folgenden angeführt.

— im katarrhalischen Stadium:
 Belladonna (6) dil.
 und **Cuprum acet.** (4) Tbl.
 im 2stdl. Wechsel.

— bei *trachealem Husten* und *Pseudokrupp:*
 Hepar sulf. (3—6) Tbl.

— bei *nächtlichen Hustenparoxysmen,* trocken, *ohne Auswurf:*
 (bewährt nach STAUFFER).
 Magnesium phos. (6—12) Tbl.

— im konvulsiven Stadium:

— mit Auswerfen oder Auswürgen von viel *zähem, fadenziehendem Schleim,* von Erbrechen begleitet.

Schlimmer morgens beim Erwachen und durch Wärme. Kaltes
Trinken bessert.

Coccus cacti (3)

— mit Brechwürgen auf der Höhe des Anfalles. Schleim zäh, schlecht
löslich. Trockener Husten.

Brust bei Husten sehr schmerzhaft, wird gehalten *(Bellhusten
typisch)*.

Blutungen aus Nase und Mund.

Am schlimmsten nach Mitternacht und gegen Morgen.

Drosera (4—15)

— mit Rasseln auf der Brust, Husten- und Erstickungsanfällen mit
Zyanose, Würgen und Erbrechen, auch Konvulsionen.

Alles Schlimmer nachts.

Verlauf sehr milde gestaltend!

Große Ähnlichkeit mit Ipecacuanha, jedoch herrscht Obstipation
vor.

Justicia adhatoda (3—6)

— mit Schleimrasseln.

Während des Hustens Krämpfe:

Kinder werden steif, Gesicht blaß oder blau, großer Lufthunger.

Würgen und Erbrechen von Schleim.

Nasenbluten.

Ipecacuanha (4—6)

— Kinder werden steif, der Atem stockt, krampfhafte Zuckungen!

Nach einer Weile kehrt das Bewußtsein zurück, und die Kinder erbrechen.

Nächtliche Verschlimmerung.

Cuprum acet. (4—6)

— besonders nachts mit Erstickungsanfällen und Erbrechen.

Erstverschlimmerung üblich, kürzt den Verlauf aber ab!

Mephitis (4—6)

— nach Husten und Erstickungsanfall schneller, schallender Husten
wie Gewehrfeuer,

schwer löslicher, zäher Schleim, danach große Erschöpfung.

Begleitend oft Nasenbluten.

Alles viel schlimmer nachts und bei kalter Luft.

Corallium rub. (3)

37. Pleuritis

Die Pleuritis sicca oder fibrinosa, oft nur Durchgangsstadium zur Pleuritis exsudativa, ist mit ihren typischen Beschwerden eine ausgezeichnete Indikation für eine gezielte Homöotherapie. Sie kann in vielen Fällen die Bildung eines Ergusses (Transsudat oder Exsudat) verhindern.

Die Pleuritis exsudativa — früher zu einem großen Prozentsatz tuberkulöser Natur — ist als unspezifische Begleitpleuritis zahlreicher Erkrankungen (von der Pleuropneumonie über den Lungeninfarkt, dem subphrenischen Abszeß und die sogenannten Kollagenosen bis zur Pleurakarzinose) aufzufassen.

Die Therapie der Wahl dieser unspezifischen Pleuropneumonie scheint die intrapleurale Injektion von Glukokortikosteroiden und eine systematische Antibiotikabehandlung über Monate hin zu sein, möglichst gemäß Antibiogramm und sowohl innerlich wie auch lokal.

Punktionen sind — sobald größere Ergüsse vorliegen — nicht nur zu diagnostischen Zwecken, sondern auch zur Entlastung, zum Spülen und zum Instillieren von Heilmitteln unentbehrlich.

Selbst die spezifische Pl. exsudativa spricht auf die lokale Steroidtherapie meist ausgezeichnet an und läßt sich in Verbindung mit tuberkulostatischer Behandlung gut beeinflussen. Auf diese Weise können oft ausgedehnte pleurale Verwachsungen verhindert werden.

Was kann bei einer solchen Sachlage die Homöotherapie überhaupt noch bieten?

Sie hat — längst vor der Antibiotika-Ära und vor der Einführung der Steroidtherapie — mit sehr wirksamen Mitteln dieses Krankheitsbild beherrschen können und kann es auch heute noch.

Vor allem zu Beginn einer pleuralen Erkrankung erscheint die Anwendung relativ harmloser, aber hochwirksamer Homöotherapeutika unerläßlich, schon um ein Fortschreiten der Erkrankung zu verhindern.

Auch als Adjuvans zu der Therapie der Schule ist die gezielte Homöotherapie sehr brauchbar. Immer dann, wenn die klinische

211

Behandlung nicht zu dem gewünschten Ergebnis führt — sei es wegen einer Resistenz der Erreger oder wegen einer erwiesenen Allergie gegen Antibiotika — sollte an die bewährten homöotherapeutischen Mittel gedacht werden.

Schließlich sind bei zunehmender Herz- und Kreislaufschwäche im Verlaufe dieser Erkrankung einige der angeführten Mittel unentbehrlich.

— *sicca, akut, im ersten Stadium,* nach Erkältung, spez. durch kalte Winde, *plötzlich,* mit voller Wucht hereinbrechend,
mit hohem Fieber und Schüttelfrost, hartem, vollem Puls,
heißer, trockener, brennender Haut, mit Bruststechen, schlimmer beim Einatmen,
mit trockenem, schmerzhaftem Husten, schwerlöslichem, evtl. blutig tingiertem Auswurf,
Angst, Unruhe und großem Durst.
Besserung zeigen an: reichliche warme Schweiße und Schlaf.
Aconitum (6)
in häufigen Gaben, *aber* nur bis zum Schweißausbruch.
Dann hat evtl. das nächste Mittel zu folgen.

— *sicca und exsudativa,* akut, im 2. Stadium der Entzündung, bei beginnender Exsudation.
Heftig stechende Brustschmerzen, harter, trockener, schmerzhafter Husten, hält sich Brust und Kopf. Jede Bewegung verschlimmert Brustschmerzen, *Ruhe und Liegen auf der kranken (!) Seite* (Ruhigstellung) *bessern bzw. lindern* (typisch).
Nächtliche Verschlimmerung.
Trockenheit der Schleimhäute. Durst in Pausen auf große Mengen Wassers.
Auch bei Pleuropneumonie, lobärer Pneumonie und Pleurodynie wirksam.
Großes Mittel!
Folgt gut auf Aconitum.
Bryonia (2—3)
2stdl. 5 Tr.

212

— *sicca* und *serosa,*
heftig stechende Schmerzen, trockener, schmerzhafter Husten, Atembeklemmung.
Spez. Pl. diaphragmatica (nach DEKERS) mehr rechtsseitig wirkend.
Ranunculus bulb. (3)

— *exsudativa,*
spez. bei beginnender Ausschwitzung, brennende Schmerzen, trockener Husten, erschwerte Atmung, mäßig hohes Fieber.
Meist sind Reizungen der Harnblase zugegen.
Cantharis (4—6)

— *exsudativa,* bei mehr verschlepptem und schwerem Verlauf, auch bei beginnender Pleuropneumonie.
Stechende Brustschmerzen, Atemnot. *Rasseln auf der Brust,* schwer lösl. Auswurf, *Brechwürgen. Nasenflügelatmen.*
Zunehmende Schwäche, droh. Kollaps.
Wirkt stark resorbierend und diuretisch.
Tartarus emeticus (6—12)
und ein „Herzmittel"!

— *sicca, exsudativa* und Pleuropneumonie *mit Herzschwäche:*
Stechende Schmerzen im Brustkorb, unabhängig von Atembewegungen, kleiner, schwacher Puls, zunehmende Schwäche. Schlimmer durch Liegen auf der kranken Seite (Bryonia umgekehrt).
Wärmebesserung.
Kalium carb. (4—6)

— *exsudativa,* auch Pleuropneumonie, mit erheblicher Schleimansammlung, großblasigem Rasseln,
sehr anstrengendem Husten,
Atemnot, Beklemmung,
Angst und Unruhe,
Zyanose und zunehmende Herzschwäche.
Antimon. ars. (3—4)

— *exsudativa,* auch Pleurodynie, wirkt gut resorbierend.
Abrotanum (1)

213

— *sicca und exsudativa,* mehr chronisch, mit schleichendem Fieber und Nachtschweißen und Tbc-Verdacht!
Auch bei Pleurodynie bewährt.
Guajacum (1—3)

— *sicca und exsudativa,* auch Pleuropneumonie und Pleurodynie, bewährt nach STIEGELE.
Asclepias tub. (1—3)

— *exsudativa,*
sehr gutes Resorptionsmittel.
Fieber schleichend, Nachtschweiße, „Mittel der Anfangstuberkulose".
Sehr bewährt!
Arsenicum jod. (4—6) Tbl.

— ähnlich gut resorbierend wirkt:
Sulfur jod. (6)
evtl. beide Mittel im Wechsel.

38. Pneumonie

Auf den ersten Blick erscheint es befremdend, wenn wir in der Ära der Sulfonamide und der Antibiotika von einer Homöotherapie der Pneumonie sprechen wollen.

Nach STURM nimmt jedoch mit Seltenerwerden der „klassischen" Pneumokokken-Pneumonie die durch andere Erreger (Staphylokokken, Enterokokken, Proteus- und Kolibakterien) hervorgerufene Pneumonie laufend zu und neigt fast regelmäßig zu Komplikationen wie Abszedierung und Empyembildung.

Dabei sind — nach demselben Autor — *diese* Erreger gegenüber den üblichen Antibiotika und Sulfonamiden weitgehend resistent! Also ein echtes Dilemma.

Zu dieser Gruppe von Pneumonien gehören nach STURM auch die im Rahmen des sogenannten „Hospitalismus" auftretenden pulmonalen Erkrankungen, hervorgerufen durch die in Krankenhäusern weitgehend resistent gewordenen Bakterienstämme.

Die Viruspneumonien mit ihrer interstitiellen, allergisch-serösen Entzündung (Pneumonitis) und ihrem schweren Krankheitsbild stellen ein Sondergebiet dar, sind im Ganzen ätiologisch nicht einheitlich und therapeutisch in manchen Fällen mit Tetracyclinen anzugehen.

Dagegen gibt es bei der virusbedingten Grippepneumonie keine spezifische Therapie der Schule.

Die zahlenmäßig am häufigsten auftretenden sekundären Pneumonien, etwa durch Lungeninfarkt, Bronchiektasen, durch Aspiration und toxisch bedingte Fälle bedürfen nicht nur der üblichen Breitbandantibiotika, sondern auch einer gezielten Allgemeinbehandlung.

In all den Fällen, wo die herkömmliche Therapie versagt oder allenfalls eine symptomatische Behandlung möglich ist, kommt die Homöotherapie mit ihren bewährten Mitteln zum Zuge, wobei das jeweils passende Simile zu verordnen ist.

Auch die stets notwendige Stützung von Herz und Kreislauf kann mit entsprechenden Mitteln erfolgen.

Das so gefürchtete Versagen der Vasomotoren während dieser Erkrankungen ist mit prophylaktischen Gaben passender Homöotherapeutika sicher zu verhindern.

Die aufgeführten Mittel können in therapieresistenten Fällen und bei Fehlen spezifischer Heilmittel von größter Bedeutung sein.

— *akutes Stadium,*
zu Beginn der Erkrankung,
in den ersten Stunden:
rasch steigendes Fieber, Schüttelfröste, *trockene, heiße Haut,*
„kein Tropfen Schweiß",
Puls hart, voll, gespannt.
Trockener, harter, schmerzhafter Husten.
Schaumiger, wäßriger, oft blutig tingierter Auswurf,
große Angst und Unruhe.
Aconitum (3—6)
$^1/_2$stdl. 5 Tr.
bis zum Schweißausbruch!

— es folgt gut bei beginnender Exsudation im 2. Stadium der Entzündung —

trockener, erschütternder Husten mit spärlichem, evtl. blutig tingiertem Auswurf,

starke Schmerzen unter dem Brustbein und in der Brustwand (Pleurabeteiligung), hohes Fieber, besonders nachts, Hitze, großer Durst in Pausen auf viel Wasser, *Verschlimmerung durch jede Bewegung, Linderung durch Liegen auf der kranken Seite* (Ruhigstellung) — typisch — Crepitation indux.
Großes Mittel!
Bryonia (2—4)

— wird oft — nach MEZGER — mit Bryonia im Wechsel gegeben,
ist ein Hauptmittel,
spez. bei rapid zunehmender Schwäche, zunehmender Atemnot, hohem Fieber, rostfarbenem Sputum, Zyanose, zunehmender Apathie und drohender Herzschwäche.
Sowohl im Stadium der Hepatisation als auch der Resolution mit reichlich Rasseln. Auch bei „typhöser" Pneumonie mit Schlummersucht und Delirien, auch bei Pn. beim Typhus, Grippe, Scharlach und Masern (sekundären Pn.).
Nach KASS auch im Wechsel mit Antimon. tartaricum (Tartarus emeticus) spez. bei sekundären Pneumonien.
Großes Mittel.
Phosphorus (6—12)

— im ersten und zweiten Stadium, bei hohem Fieber und großer Unruhe, trockenem Kitzelhusten, blut. Auswurf, Angst und Atemnot,
rascher Ausbreitung der Hepatisation, ein Hauptmittel!
Jodum (3—4)
nur wenige Tage.

— im Stadium der Hepatisation, bei *schwerem Verlauf:*
Patient wird *blaß, schwach, schläfrig,* Ansammlung von *reichlich Schleim* in der Brust, *beängstigendem Rasseln,* kann wegen zunehmender Schwäche nicht abhusten.
Herzschwäche, Zittern, droh. Kollaps. Nasenflügelatmen, tödl. Übelkeit, Brechwürgen und Erbrechen.

Drohende Vagusparalyse (nach Quilisch).
Rapider Kräfteverfall,
schwerleidendes Gesicht (Facies hipp.) auch gedunsen, zyanot.,
kalt-schweißig.
Große Angst.
Kann lebensrettend wirken!
Tartarus emeticus (6 und höher)
(Antimon. tart.)

— oder, wenn dieses Mittel versagt, das noch wirksamere
Antimon. ars. (3—4)

— *in verzweifelten Fällen,*
mit Schwäche und Erschöpfung wie kein anderes Mittel
eisiger Kälte des Körpers, besonders von den Knien abwärts,
bei *innerem Brennen,*
bei blasser oder bläulicher Haut, anhaltendem Herzklopfen,
Zyanose, *drohendem Kollaps,*
großer Atemnot, Erstickungsanfällen und -angst, *will frische Luft*
zugefächelt haben (!).
Trockener, krampfhafter, erstickender Husten, mit Würgen und
Erbrechen. Auswurf schleimig-eitrig, blutig, stinkend.
Facies hippocratic.
Septische und hypostatische Pneumonie.
Drohende Lebensgefahr!
Carbo veget. (30)
kumulativ in heißem Wasser.

— beugt — nach Quilisch — bei der Pneumonie und allen Infektionskrankheiten dem gefürchteten Vasomotorenkollaps wirksam
vor:
Veratrum alb. (3)
oder **Veratrum viride** (6—12)

— *bei verzögerter Resolution*
oder im Lösungsstadium, nach krit. Fieberabfall bzw. Krisis, zur
Herzstärkung,
wirkt stark resorbierend.
Auch sehr wirksam bei der Pleuropneumonie neben Bryonia und
Kalium carb.
Arsenicum jod. (4—6)

— *subakute Fälle,*
lautes Rasseln ohne viel Auswurf, harter, *trockener Husten,*
Herz-Kreislaufschwäche, Puls schwach, weich, aussetzend,
Stechen auf der Brust, unabhängig von Bewegung; schlimmer
durch Liegen auf der kranken Seite (Bryonia umgekehrt).
Alles schlimmer gegen 3 Uhr morgens.
Kalium carb. (3—6)

— und Pleuropneumonie,
nach MEZGER oft überzeugende Wirkung, in akuten wie in veralteten Fällen, Erguß wird rasch resorbiert.
Ersetzt oft die Punktion bei Pleuritis.
Sulfur (6—12)

— *bei hinzutretenden Komplikationen:*

a) bei *eintretender Herzschwäche,* statt oder neben Strophanthin i.v.,
Digitalis (2)
oder **Ammon. carb.** (2—3)

b) bei *ausgesprochen typhösem Verlauf*
Acid. phos. (3)
oder **Baptisia** (3)
oder **Lachesis** (12—15)

c) bei *Leberbeteiligung*
und rechtsseitiger Pneumonie mit Ikterus, galligem Erbrechen,
hellgelben Diarrhoen,
Schmerzen unter dem rechten Schulterblattwinkel.
Chelidonium (2—4)
großer Atemnot, Nasenflügelatmen, starkem Rasseln, keuchender
Atmung, übelriechendem, gelbgrünem Auswurf, hektischem oder
septischem Fieber.
Lycopodium (6—10)

d) bei *Hirnerscheinungen* mit heftigen Delirien
Belladonna (6—12)
(Hauptmittel)
oder **Stramonium** (6)
(hellrotes Gesicht)

oder **Hyoscyamus** (6—12)
(blasses, eingefallenes Gesicht)
oder **Opium** (6)
(Sopor mit dunkelrotem Gesicht und heißen Schweißen)

— *im Lösungsstadium:*
Pulsatilla (4)
oder **Hepar sulf.** (4)

— bei *Restexsudaten:*
Sulfur jod. (6)
oder **Kalium jod.** (2)

— *zu Beginn:*
wie bei lobärer Pneumonie die beiden Mittel im 2stdl. Wechsel.
Bryonia (2)
und **Phosphorus** (6—10)

— Hauptmittel bei fortgeschrittenem Prozeß (nach STAUFFER).
Phosphorus (6—10)
und **Tartarus emetic.** (6)
im Wechsel.

— bei reichlich schleimig-eitrigem Auswurf, übelriechenden, klebrigen Schweißen ohne Erleichterung (nach MEZGER).
Mercurius solub. (4—6)
oder **Mercurius bijod.** (4—6)

— bei starker Verschleimung, Atemnot und drohender Herzschwäche
Antimon. ars. (3)

— bei „*Grippepneumonie*", nach MEZGER ausgezeichnet wirkend.
Bryonia (3—6)
und **Ferrum phos.** (6)
im Wechsel.

— oft auch wirksam und häufiger „epidemisches Mittel".
Sulfur (6—12)

— zur *Resorption*
Kalium jod. (2)

39. Prostatahypertrophie

— oder besser die Hypertrophie der periurethralen Drüsen = Blasenhalsadenom — gilt als nahezu physiologische Veränderung des älteren Mannes mit nachlassender Keimdrüsenfunktion.

Die Abflußbehinderungen aller Grade auf der einen Seite und die Gefahr einer Harnwegsinfektion auf der anderen Seite sind die unmittelbare Folge.

Von einer malignen Entartung der Prostata wollen wir einmal ganz absehen. Sie muß in jedem Falle ausgeschlossen werden. Man kann also gar nicht früh genug eine beginnende Prostatahypertrophie erkennen und behandeln. In den Stadien I und II sind die Erfolge konservativer Behandlung oft sehr gut, ob man nun mit Sexualhormonen, mit Prostata-Extrakten oder mit den passenden homöotherapeutischen Mitteln und in allen Fällen mit heißen Sitzbädern die Beschwerden angeht. Manches uns vertraute Mittel hat inzwischen Eingang in die Therapie der Schule gefunden.

— mit häufigem Harndrang, besonders nachts, oder Harnträufeln, und sexueller Neurasthenie und Reizbarkeit.
„Sehr gute Erfolge" (STAUFFER).
Ferrum picrinic. (6)

— und Prostatareizung mit erschwertem Wasserlassen, auch Prostatorrhoe. Zystitis bei Prostatahypertrophie mit stechenden Schmerzen beim Wasserlassen. Gefühl des Vollseins der Blase und des Unterleibes. Urin oft trüb, auch schleimig-blutig.
Hoden oft schmerzhaft und empfindlich. Gefühl der Kälte am Genitale!
Wirkung auf Prostata, Hoden und Nebenhoden. Blasenhalsreizung.
Immer wieder sehr bewährt.
Langsame, aber sichere Wirkung, spez. auch im Wechsel mit Ferr. picrinic.
Sabal serr. (1—3)

— mit Reizerscheinungen, vergeblichem Harndrang, Harnträufeln, auch viel Reizerektionen und Pollutionen, Prostatorrhoe.
Digitalis (3—6)

— mit akutem oder chronischem Blasenkatarrh, brennenden, schneidenden Schmerzen, spez. am Schluß des Harnens.
Harn trüb, übelriechend, auch schleimig-eitrig.
Sehr bewährt nach MEZGER.
Populus trem. (1—3)

— mit dem Gefühl, als sei die Blase nie leer, Harnträufeln und Inkontinenz.
Harndrang mit reichlich oder wenig Urin. Schmerzen und Brennen entlang der Harnleiter. Harnröhre brennt bei und nach dem Harnlassen. Entleerung in dünnem Strahl oder tropfenweise. Harn dunkel, meist spärlich.
Stimmung: reizbar, mürrisch, menschenscheu.
Staphisagria (3—6)

— mit Dysurie und Beschwerden vor allem zu Beginn des Harnens.
Trüber, stinkender Harn, mit reichlich Schleim.
Ballgefühl am Damm.
Chimaphila (1)

— mit begleitender Trigonumzystitis und plötzlichem, gebieterischem Harndrang.
Petroselinum (2)

— mit Harndrang, aber erschwertem Harnen. Harn schleimig, mit Sand und Grieß. Druck und Brennen in der Harnröhre mit erschwertem Harnlassen. Harn läuft erst nach einigen Minuten Wartens. Nykturie, Pollakisurie, Enuresis im ersten Schlaf.
Prostatitis, Urethritis.
Sepia (6—10)

— und Prostatitis mit krampfhaften Blasenschmerzen nach dem Harnen.
Harndrang im Liegen.
Pulsatilla (3—6)

— und chronische Prostatitis,
schwieriges, schmerzhaftes Harnen, Harn tropfenweise.
Clematis (2—4)

— bei hartnäckigen Verhärtungen, verstärkter Libido bei geschwächter Potenz, nächtlichen Pollutionen,
Hoden- und Samenstrangschmerzen, auch zystitische Beschwerden.
Harn ruckweise, aussetzend.
Conium (4—6)
oder **Aurum jod.** (4—6)
oder **Barium jod.** (4)

— übertrifft nach MEZGER alle genannten Mittel, auch bei akuter Harnverhaltung und Blasenkrämpfen.
Magnesium carb. (6)
oder **Magnesium jod.** (4—6)
oder **Magnesium mur.** (6)
oder **Magnesium sulf.** (6)

P-Splitter

Periostmittel, erstes, Ruta folgt gut.
Symphytum (3) dil.

Pharyngitis

— mit zähem, stinkenden Schleim oder Sekret, aus der hinteren Nasenöffnung kommend. Auch Heiserkeit mit Kitzelhusten und *Splitterschmerz.*
Acid. nitric. (3—6)

— *akut* mit leuchtend rotem, trockenen und brennenden Pharynx, wie lackiert mit Husten.
Belladonna (6)

— *follicularis* mit großer Trockenheit oder zähem Schleim, Pflockgefühl im Hals, Heiserkeit und Kitzelhusten.
Natrium mur. (3—4)

— *follicularis und von Stauung*, mit Brennen und Trockenheit und *erweiterten venösen Gefäßen*, neigt zu Rückfällen bei jeder Erkältung.

Aesculus (2—3)

— *sicca* mit trockener, brennender Schleimhaut, Heiserkeit, Kitzel- und Krampfhusten.

Sanguinaria (4—6)

— speziell *der Redner und Sänger* mit Heiserkeit, trockenem, quälenden Kitzelhusten mit Brennschmerz,
bewährt!

Arum triphyllum (3)
auch zum Gurgeln mit (∅), 10 Tr. auf ein Glas Wasser.

— *chronisch* mit zähem, übelriechendem Schleim, Heiserkeit, Reiz- und Kitzelhusten.

Petroleum (6)

— mit hypertrophischer Rhinitis auch:
Arum-Glycerin (1 : 10)
zum Pinseln

Phlegmone des Mundbodens, schwere,
die Mittel der Wahl:
Mercur. cyanat. (6)
und **Acid. nitric. (4)**
im Wechsel.

Pilzerkrankungen aller Art, oberflächlich und tief,
„vorzüglich wirkend":
Cinnabaris (3—6)

Plattfuß, entzündeter:
Ruta (1—3)
und **Guajacum (1—3)**
im Wechsel.

Poliomyelitis. Soll so gut wie spezifisch wirken, wenn rechtzeitig gegeben.
Gelsemium (3)

Portaler Hochdruck.
Drei Hauptmittel:
Lycopodium (6—10)
Sepia (4—6)
Nux vomica
und das große Mittel der Autointoxikation:
Sulfur (6—10)

Präkollaps
— oft mit *schmerzhaftem Beugerkrampf* der Hände, Waden und Fußsohlen (evtl. Pfötchenstellung).
mit Hypotonie, großer vagotoner Erregung, *blaßblauer Kälte* und *massenhafter Absonderung*
(kalter Schweiß, Stuhl als wäßriger Durchfall).
Veratrum alb. (4)

Ptosis der Lider,
drei Hauptmittel:
Causticum (6—8)
Sepia (4—6)
Gelsemium (3—6)

Pylorospasmus der Säuglinge,
immer wieder bewährt:
Aethusa cynap. (3)

Pylorus-Stenose, geschwürig, entzündlich, narbig. Ein Versuch ist immer angezeigt mit
Kreosotum (4—6)

40. Rheumatismus

Das große, schwer übersehbare, sehr vielschichtige und weder ätiologisch noch pathogenetisch einheitliche Gebiete des Rheumatismus, kann im Rahmen dieses Indikationsverzeichnisses nicht erschöpfend abgehandelt werden.

Da die Therapie der verschiedensten rheumatischen Erkrankungen, von dem akuten Gelenkrheumatismus über die rheumatische Karditis, die gefäßrheumatischen Erkrankungen, die Reitersche Trias, den Lupus erythematodes, den viszeralen Rheumatismus und den Morbus Bechterew bis zur primär chronischen Polyarthritis (PCP) auch nicht annähernd befriedigt, der Rheumatismus aber heute die größte und kostspieligste „Volksseuche" geworden ist, erscheint es berechtigt, hier therapeutische Alternativen anzubieten.

Diese stellen zwar in vielen Fällen keine generelle Lösung des Problems dar, lassen aber bei gut gewählter Arznei in vielen Fällen eine ganz wesentliche Besserung erreichen.

Da der Rheumatismus nach Sturm eine Reaktionskrankheit ist und eine Sensibilisierung des Organismus zur Voraussetzung hat und sowohl hämolytische Streptokokken als auch Gewebszerfalls- und Umbauprodukte die eigentlichen Quellen der vielgenannten Herdinfektion darstellen können, muß unser Augenmerk einmal auf die Suche nach und die Eliminierung von Herden aller Art gerichtet sein. Auf der anderen Seite sollte unser therapeutisches Vorgehen so breit und so individuell wie möglich angelegt sein.

Durch eine Berücksichtigung auch der kleinsten individuellen Eigenarten und Modalitäten kommen wir — mit der entsprechenden Similebehandlung — dem Prinzip der Selbstheilung des Organismus noch am ehesten entgegen.

So erklärt sich die Fülle von Mitteln, die — in Auswahl — hier für rheumatische Erkrankungen aller Art aufgeführt sind.

Es gehört zu den schwierigsten, aber auch zu den dankbarsten Aufgaben eines Arztes, bei rheumatischen Erkrankungen — das jeweils für den entsprechenden Fall und seinen weiteren Verlauf passende Simile zu ermitteln und sinnvoll einzusetzen.

Dazu soll Ihnen die hier gebrachte Aufstellung eine Hilfe sein.

a) *Akuter Gelenkrheumatismus.*

— *Anfangsmittel* bei Fieber, Hitze, *heißer, trockener Haut* (!) („kein Tropfen Schweiß"), *angstvoller Unruhe, großem Durst* auf kaltes Wasser, „unerträgliche" Schmerzen in den Gelenken, besonders nachts und in Bettwärme;

ätiologisch oft kalte Nordostwinde.
Wohltuende warme Schweiße und Fieberabfall zeigen die Wirkung
an und beenden die Indikation von
Aconitum (6) dil.
kumulativ oder 5—10 Tr. in Glas Wasser, alle 5—10—20 Min. ein
Teel. voll.

— nach Abklingen der ersten, stürmischen Erscheinungen, aber noch
initialen Fieber- und Entzündungszuständen.
Fieber mäßig hoch, Puls weich, keine Angstzustände. Rötung der
betroffenen Teile, große Empfindlichkeit, wandernde Schmerzen,
besonders nachts.
Am besten im Wechsel mit Bryonia!
Ferrum phos. (6) Tbl.

— mit allmählichem Beginn mit Schmerzen und Mattigkeit, langsam
steigendem Fieber, besonders nachts, *roten, heißen, geschwollenen
Gelenken;*
lokalisierte, stechende, reißende Schmerzen, kein Wandern!
Typisch: Verschlimmerung durch die geringste Bewegung.
Besserung durch abolute Ruhe.
Auch kühle Umschläge bessern.
Durst auf viel Wasser.
Saure nächtliche Schweiße.
Trockene Schleimhäute. Obstipation.
Hauptmittel!
Bryonia (2)
2stdl. 5 Tr. *oder* ∅, 10 Tr. als Stoß und abwarten (STIEGELE).

— bei Nichtbesserung und *wandernden Gelenkschmerzen,* konti-
nuierlichem Fieber und Nachtschweißen und *typischen Harn-
symptomen:*
Harn dunkel, scharf, stinkend, satzig, oft alkalisch, mit Harndrang und -zwang.
Acidum benzoic. (2—4)

— bei *abnormem, schwerem Verlauf* und *wandernden Schmerzen,*
Schwellung der Gelenke, Mitbetroffensein der Sehnen, Bänder und
Aponeurosen, *hochgestelltem satzigem Harn.*
Nieren- und Herzkomplikationen drohen.
Colchicum (3—6)

— bei *schleppendem Verlauf* und *ausgesprochener nächtlicher Verschlimmerung* (!) und nicht erleichternden, sauren, *klebrigen Schweißen.*
Tagsüber besser.
Mercur. solub. (4—6)

— ohne Fieber und Schwellung, aber mit reißenden, brennenden, schießenden Schmerzen mit Kribbeln und Taubheitsgefühl, *wandernd,* die Stelle wechselnd, *von oben nach unten gehend* (Ledum umgekehrt), besonders in Knien und Füßen, auch Muskel-, Sehnen- und Nervenrheumatismus, auch rheumatische Lähmungen, auch rechtsseitig Brachialneuralgie. Schlimmer durch Hitze, aber auch keine ausgesprochene Kältebesserung.
Auch Bewegung verschlimmert.
Beugt Herzkomplikationen bei Rheumatismus vor.
Bewährt!
Kalmia (3)

— mit reißenden, stechenden Schmerzen, Steifheit und Zerschlagenheitsgefühl, Kältegefühl und Kribbeln,
speziell bei vorhandenen Herzleiden oder Herzbefall mit drohender Endo- und Perikarditis, heftigem Herzklopfen, Unruhe und Angstzuständen.
Spigelia (3—6)
bis zu 2—3stdl.

— der *kleinen Gelenke, wandernd,* mit Schwellung, Schmerz, Steifigkeit, kann die Finger vor Schmerz oft kaum schließen.
Besonders bei Frauen mit Unterleibsleiden.
Caulophyllum (3)

— in allen Gelenken, akut und chronisch, speziell bei Nässe und Kälte, *speziell nach Angina* bzw. bei chron. Tonsillitis, also *Infektarthritis oder tonsillogene Fokaltoxikose.*
Phytolacca (2—3)

b) *Subakuter Gelenkrheumatismus*

— mit ziehenden, reißenden, stechenden Schmerzen, *schlimmer in Ruhe und nachts, in Bettwärme, allgemeiner großer Unruhe und Bewegungsdrang*, ausgesprochen! Gelenkschwellungen mehr periartikulär. Auch Bänder, Kapseln, Faszien, Sehnenscheiden und Muskeln betroffen.

Typisch: Besserung durch — langsam — fortgesetzte Bewegung und durch trockene Wärme.

Ätiologie wichtig:

Durchnässung, Unterkühlung. Paßt spez. für Herbst und Frühjahr.

Rhus tox. (8—12)

— oft noch wesentlich besser wirkend, mit der gleichen Symptomatik und den gleichen Modalitäten.

Paloondo (6—12)

— gleichfalls nach Durchnässung und Unterkühlung, auch nach Wetterwechsel von Warm zu Kalt, spez. im Sommer.

Ziehende, reißende Schmerzen, besser durch Bewegung und Wärme. Auch rheumatische Lähmungen auf dieser Grundlage.

Dulcamara (3—6)

— der *kleinen Gelenke* mit vor allem nächtlichen Schmerzen, reißend, und *trotz Frostigkeit ausgesprochener Kältebesserung (!)* z. B. kalte Anwendung.

Typisch auch: Fortschreiten des Prozesses von unten nach oben! Auch Weingenuß verschlimmert.

Ledum (2—4)

— mit *springend-wandernden Schmerzen*, speziell anämisch-nervöser Frauen mit Venostase.

Verschlimmerung nachts im Bett.

Auch hier Besserung durch Kühles und durch leichte Bewegung.

Auslösende Ursache: oft kalte, nasse Füße.

Pulsatilla (4)

— mit „Barometerschmerz", z. B. *vor* Sturm, Gewitter, Nebel, Nässe, mit umschriebenen, wandernden Schmerzen. Gelenke rot, entzündet, geschwollen, schmerzhaft.

Mehr Sommermittel.

Empfindlich gegen Wind, Nässe, Kälte und Föhn.

Oft Harnsymptome zugegen:
Harn blaß, scharf, widerlich riechend.
Rhododendron chrys. (1—3)

— mit Gelenkschmerzen, die von einem Gelenk zum andern wandern,
mit Rötung, Schwellung und Hitze, starken, besonders nächtlichen
Schweißen, mit *typischem Salicylbild:* Schwindel, Schweißen,
Ohrensausen.
Acid. salicylic. (3—6)
oder besser,
Chininum salicyl. (3—4)

— mit ausgesprochenem Wandern und kreuzweisem Wechsel der
Schmerzen. (Führendes Symptom). Profuse Schweiße.
Kältebesserung!
Lac caninum (4—6)

— und Arthrosen mit Schmerztyp ähnlich Rhus.
Lindert Schmerzen rasch und auffällig.
(Nach MEZGER)
Mandragora e radice (12)

— vor allem *der großen Gelenke* (Knie, Hüften, Brust- und Lendenwirbelsäule).
Harpagophytum (6)
2 x 10 und — zu Beginn — i.c. Inj. über dem Herd.

c) *chronischer Gelenkrheumatismus*

— *Konstitutionell* nach MEZGER *eines der wirksamsten Mittel,* beson-
ders wenn fokale Infekte der Tonsillen und der Schleimhäute des
Rachens (lymphat. Apparat) vorliegen.
Typisch für Nebennierenrindenschwäche bei Störungen des Pott-
aschestoffwechsels: Schlappheit, Müdigkeit, Lähmigkeit, Kälte-
empfindlichkeit und Erkältlichkeit.
Parasympatikus-Überwiegen.
Verschiebung des Stoffwechsels zur alkalotischen Seite!
Auch bei allergischen Zuständen wertvoll (Asthma).
Nach MEZGER oft Unterstützung durch komplementäres
Lycopodium nötig.
Kalium carb. (6—12)

— mit dumpfen, ziehenden Schmerzen in Händen, Armen, Beinen, Knien, *lähmungsartiger Schwäche*, Gefühl in den *Muskeln wie gefesselt, schmerzhafter Steifheit* des Rückens und Besserung im warmen Bett (NASH). Gelenke steif, geschwollen heiß, schwer beweglich. *Verkürzungsgefühl!* Schmerzen reißend, stechend, brennend.
Verschlimmerung durch trockene Kälte und kalte, rauhe Winde, *durch Bewegung.*
Besserung bei trübem Wetter (!)
(STAUFFER)
Causticum (12)

— mit chronischen Gelenkschwellungen, auch Ergüssen mit Knacken, Krachen, Steifigkeit, Schmerzen schlimmer bei Bewegung und nachts, in Bettwärme. Auch Deformierungen und Dislokationen.
Wichtiges Konstitutions- und Reaktionsmittel.
Neigung zu harnsaurer Diathese.
Vorzügliches Resorptionsmittel.
Großes Mittel der Autointoxikation!!
Oft Kälte als auslösender Faktor.
(„Unvergleichliches Mittel".)
Sulfur (6—12)

— mit Gliedersteifigkeit und Verschlimmerung nachts und morgens.
(Nach MEZGER)
Hedera helix (3—6)

— mit Gelenk- und Muskelschmerzen, die auf jeden Wetterumschlag, vor Sturm und Regen kommen. Allgemeine Wetterempfindlichkeit, „Barometerschmerz".
Auch „Landwirte-Rheumatismus" (Schwitzen, Abkühlung, Durchnässung).
Rhododendron chrys. (6—12)

— mit Steifheit, stechenden Schmerzen, Knacken und Knarren.
Muskeln steif und schmerzhaft.
Bewegung verschlimmert.
Petroleum (6)

— ähnlich wirkend, mit Knacken und Krachen der Gelenke beim Strecken. Allgemeine Frostigkeit.
Neigung zu harnsaurer Diathese. Chron. Folgen von Erkältung, Durchnässung, von Wohnen in feuchten Räumen.
Verschlimmerung abends und nachts, durch Nässe, Kälte, Wetterwechsel.
Auch *wirksam bei Go. in der Vorgeschichte,* am besten in Verbindung mit der Trippernosode Medorrhinum.
Auch bei Infektarthritis und Herdinfekt.
Thuja occ. (6—12)

— bei *harnsaurer Diathese* mit hartnäckigen Nieren-, Rücken- und Lendenschmerzen, Steifheit und Zerschlagenheitsgefühl. Gelenkschmerzen. Urin trüb, flockig, mit Satz. Neigung zu Nephrolithiasis. *Mangelhafte Leber- und Gallenfunktion.*
Berberis (3—6)

— mit stechend-reißenden Schmerzen, starken, übelriechenden Schweißen, *Verkürzungsgefühl* in den Muskeln, Gries und Sand im Harn.
Guajacum (2)

— bei Leberfunktionsstörungen, Gallensteinen und harnsaurer Diathese mit Zerschlagenheitsschmerz und herumziehenden rheumatischen Schmerzen.
Schlimmer bei rauhem, kaltem Wetter, besser im warmen Zimmer.
Chelidonium (6)

d) *Muskelrheumatismus*

— als *Folge von Erkältung, Durchnässung, Überanstrengung und* Abkühlung mit Steifigkeit.
Bewegung zu Beginn äußerst schmerzhaft, aber besser nach Einlaufen (typisch). Rücken- und Kreuzschmerzen, auch Lumbago und Tortikollis, Spannen, Ziehen und Reißen in allen Gliedern.
Große körperliche Unruhe, spez. nachts. Verrenkungsschmerz.
Schlimmer nachts, in Bettwärme, in Ruhe, bei Nässe, Kälte und Wetterwechsel.
Trockene Wärme bessert.
Großes Mittel!
Rhus tox. (6—12)

— Muskeln wie gequetscht, zerschlagen, mit Reißen, Stechen und Unruhe. Schwere und Müdigkeit des ganzen Körpers, wie gelähmt. Stechen in allen *Rumpfmuskeln,* spez. der *Interkostalmuskulatur* (hier oft noch wirksam, wenn Bryonia versagt).
Schulterblattinnenseite schmerzt sehr, besonders linksseitig.
Interkostalneuralgien (bewährt).
Schlimmer durch Bewegung und Berührung, Nässe und Temperaturwechsel.
Auch bewährt bei Belastungsmyalgien spez. des Rumpfes durch langes Sitzen, sitzende Lebensweise und nach Abkühlung.
Ranunculus bulb. (3—6)

— der *großen Muskeln* (wie Cimicifuga) als Folge von Erkältung bei naßkaltem Wetter.
Allgemeine Frostigkeit und Scheu vor Entblößen.
Muskeln steif, wie verkrampft, spez. am Rumpf.
Lenden wie zerschlagen und gebrochen, Sitzen besonders schmerzhaft, auch Muskelkrämpfe im Stehen, kann sich im Bett nicht umdrehen, ohne sich aufzurichten.
Alles schlimmer nachts, in Bettwärme.
Nux vomica (6—8)

— mit sehr schmerzhaften Muskeln, *speziell der Beuger,* mit Neigung zu Muskelkrämpfen.
Ziehen, Brennen, Reißen. Nächtl. Muskelzucken und große Unruhe (besonders zwischen 3 und 5 Uhr).
Schwäche und Zerschlagenheitsgefühl in allen Gliedern.
Schmerzhafte Steifigkeit im Nacken und des Halses, Gefühl wie gefesselt, kann den Kopf kaum heben.
Auch Rücken und Kreuz sind befallen, kann kaum vom Stuhl aufstehen. Schlimmer durch Bewegung und trockene Kälte, bei klarem Himmel (!).
besser durch Bettruhe und bei trübem Wetter (!).
Mehr subakute und chronische Fälle.
Causticum (8—12)

— überall, wie zerschlagen, geprügelt, wie steif oder wund, besonders Rücken und Kreuz und die außen liegenden Teile der Glieder.

Schlimmer bei Nässe, Bewegung und nachts in Bettwärme.
(Vgl. auch unter Gelenkrheumatismus).
Phytolacca (3—6)

— besonders *der großen Muskelbäuche,* Schmerzen schießend, reißend, blitzartig, wie gequetscht.
Besonders Brustschmerzen links, anhaltende Schmerzen unter dem linken Schulterblattwinkel, Zervikalwirbel sehr empfindlich gegen Druck (Chin. sulf.).
Ausgesprochene Kreuzschwäche, kann nicht auf dem Rücken liegen vor Schmerz und Unruhe. Steifigkeit längs der Wirbelsäule.
Glieder schwach, zittrig, wie zerschlagen.
Auch harnsaure Diathese.
Speziell Frauenmittel in den Wechseljahren.
Regeleintritt bessert.
Kälte und naßkaltes Wetter verschlimmern.
Cimicifuga (6—12)

— als *Folge von Erkältung, Unterkühlung, Durchnässung,* durch Wechsel von Wärme zu Kälte, spez. im Sommer. Reißen und Ziehen in den Gliedern. Muskelzuckungen, Nackensteifigkeit, Kreuzschmerzen, Lenden wie zerschlagen.
Alles schlimmer bei naßkaltem Wetter.
Besser durch Wärme und Bewegung.
Große Erkältungsneigung.
Dulcamara (3—6)

— des *linken Deltamuskels* (Nux. mosch.),
periodisch, anfallsweise,
schlimmer nachts, mit Reißen, Stechen und Bohren, muß aufstehen und herumgehen.
Ferrum met. (6—12)

— des *rechten Deltamuskels* und des Trapezius (Ferr. acet. und Magnes. carb.), Muskeln steif, verkrampft, Glieder kalt, schwer beweglich.
Schmerzen scharf, stechend, schießend besonders nachts in Bettwärme.
Schmerzen im ganzen rechten Arm.
Kann den Arm vor Schmerz nicht heben.
Sanguinaria (6—12)

— Muskeln steif, schmerzhaft verkrampft, besonders Nacken, Rücken und Kreuz, Schmerzen strahlen in die Glieder aus.
Bewegung verschlimmert.
Erkältungsneigung und Neigung zu harnsaurer Diathese.
Kältegefühl zwischen den Schulterblättern. Gelenkknacken typisch.
Petroleum (6)

— mit reißenden, stechenden Schmerzen, spez. im Nacken, im Rücken, an den Fersen und Sohlen (!).
Muskeln wie zerschlagen.
Schlimmer bei Wetterwechsel, nachts, durch Bewegung und durch Liegen auf der kranken Seite. Reizbarkeit, Heftigkeit und Ruhelosigkeit gehören zum Bild.
Die Behandlung des *chronischen Muskelrheumatismus* fällt nach STAUFFER oft mit der der *harnsauren Diathese* zusammen.
Eines der zuverlässigsten Mittel.
Kalium jod. (1—3)

— *wandernd*, die Stelle wechselnd, brennend, reißend, schießend, *von oben nach unten gehend* (Ledum umgekehrt). Speziell befallen: Brustmuskeln — mit Atemnot — und Glieder.
(Siehe auch unter Gelenkrheumatismus.)
Kalmia (3—6)

— mit typischem Zerschlagenheitsschmerz und Überanstrengung in der Anamnese.
Arnica (4—6)

e) *Arthrosis deformans*

Trotz der großen Schwierigkeiten bei der arzneilichen Behandlung dieses Leidens ist ein Versuch angezeigt, besonders mit den hier aufgeführten Mitteln zur Injektion.

— mit reißenden, krampfartigen Schmerzen und typischem *Verkürzungsgefühl*. Steifheit und Spasmen,
schlimmer von Kälte, *besser* im Bett und *bei feuchtem, trübem Wetter* (!).
„Lindert und hilft oft, eines der brauchbarsten Mittel zur Linderung und Besserung".
Causticum (8—30)

— der *Knie*, Versuch mit einer kombinierten Kur von
Kalium carb. (4—6)
und **Lycopodium** (4—6)
im Wechsel, jeweils 30 Tr. in Glas abgekochten Wassers, schluckweise.

— *bei gleichzeitiger harnsaurer Diathese:*
Harn spärlich, scharf, dunkel, öfter alkalisch, stechend oder nach
Pferdeharn riechend.
Schmerzen *wandernd, schlimmer nachts, durch Ruhe* (!).
Harn oft schleimig-eitrig, auch Grieß und Sand führend.
Schmerzen reißend, stechend, von rechts nach links und von oben
nach unten wandernd, periodisch, auch mit Fieberschüben.
Sehnen und Schleimbeutel oft mitbetroffen. Typische Kniegelenks-
schmerzen.
Auch bei larvierter Gicht brauchbar.
Acidum benzoic. (3—6)

— bei denselben Beschwerden, oft noch besser als Acid. benz., Harnsymptome ähnlich.
Lithium benz. (1—3)

— der großen Gelenke, besonders der Hüft- und Kniegelenke und der
Hals-, Brust- und Lendenwirbelsäule (Spondylarthrose).
Harpagophytum (6)
2 x 10 und als Injektion, s.c., 2 x wöchentlich!

— „oft von ausgezeichneter Wirkung" und eine Hauptindikation des
Mittels. Leider ist der Geschmack petroleumartig.
Ichthyolum (3—4)
Amp. (4)

— „sehr günstige Beeinflussung" durch fallende Dosen, am besten in
Form von i.c.- oder s.c.-Injektionen, möglichst über die Schmerz-
stellen.
Acid. sulf. (12—10—8)
oder in Form von *AS 101* von Müller-Göppingen als Injektion.
Acid. sulf. (8), Viscum alb. (8) āā und Procain (0,25%ig).

— lindert nach MEZGER die Schmerzen „rasch und auffällig".
Schmerztyp ähnlich Rhus tox.
Mandragora e radica (12)

— als *Umstimmungstherapie* in Form von i.c.-Quaddeln in hyperalget. Zonen oder segmental.
Acidum formic. (12—15—30)
in seltenen Gaben, 14tägig bis 4wöchig.
oder als **Formidium**
oder **Formicain** (DHU)

R-Splitter

Radikulitis und Zustände nach Nervenquetschungen
        Hypericum (3)

Radiumschäden, z. B. nach Radium-Bestrahlung
    und deren Nebenwirkungen (Ulzera)
        Cadmium sulf.
        (Hochpotenz)

Reiter'sche Trias,
    immer auch denken an
        Mercur. solub. (6)

Retronasalkatarrhe,

    Hauptmittel:

a) und retronasale Reizzustände und adenoide Vegetationen mit viel Räuspern und nächtl. Husten.
Viel zäher Schleim tropft in den Rachen.
Auch bellender Husten.
        Corallium rubr. (3—6)

b) mit fadenziehendem, in den Hals tropfendem Schleim, evtl. mit Bildung von Krusten und Pfropfen.
        Kalium bichrom. (4—6)

c) chronische Katarrhe der hinteren Nase und des Rachens.
        Natrium carb. (3—4)

d) chronisch mit zähem, übelriechendem Schleim.
>   **Petroleum** (3—6)

e) mit Brennen, Trockenheit und — leitend — erweiterten Gefäßen!
>   **Aesculus** (3)
>   lange.

Roemheld-Komplex,
> immer auch denken an
>> **Carbo animalis** (6)
>> und **Carbo vegetab.** (6)

Ruhr und **ruhrartige Durchfälle** mit Tenesmen und
> schleimig-grünlich-gelblichen Stühlen.
>> **Mercurius sol.** (6)
>> bzw. **Mercur. subl. corr.** (6)

S-Splitter

Samenstrangneuralgien:

a) ein Hauptmittel:
>   **Clematis** (3)

b) Hoden wie gequetscht, Schmerzen entlang der Samenstränge, schlimmer bei geringster Bewegung.
>   **Acid. oxalic.** (6)

c) gelegentlich kommt auch in Frage, spez. bei schmerzhafter Schwellung der Hoden und Nebenhoden:
>   **Spongia** (3—6)

d) bei Hoden- und Nebenhodenentzündungen, chronisch werdenden Verhärtungen und Neigung zu Atrophie!
Hoden wie gequetscht,
Ziehen und Reißen im Samenstrang mit Ausstrahlung in Leib und Schenkel. Auch Hydrozele.
>   **Rhododendron chrys.** (3)

Säufermittel
mit chron. Dyspepsien und Leberschwellung. Inneres Zittern vor
Schwäche. „Das zuverlässigste Mittel" nach STAUFFER.
Acid. sulf. (1—3)

Scharlach:
a) *Hauptmittel,*
gleichmäßige, glatte, glänzende Scharlachröte der Haut, sehr heiß.
Belladonna (6)
b) wenn das Exanthem sich verzögert oder zurückgeht und schwere
Gehirnstörungen folgen.
Apis (3—6)
c) bei *Scharlachnephritis,* fast spezifisch.
Helleborus niger (∅—1)
stdl. 2—3 Tr.
d) Otitis mit übelriechenden Absonderungen.
Acid nitr. (4—6)
und nach QUILISCH als ein Hauptmittel bei Scharlachotitis.
Apis (1—3)

Schädeltraumen, akut und chron. Folgen, immer denken an
Arnica (6—12—15—30)

Schlafmangel, chronischer
und seine Folgen
Cocculus (6—12)

Schmerzen, postoperativ,
besonders nach Laparotomie.
Hypericum (3)

Schnittwunden, glatte
(vgl. *Calendula* bei Rißwunden, *Arnica, Hamamelis* für Quet-
schungen, *Ledum* für Stichwunden, auch für sterile Abszesse,
Rhus tox. und *Ruta* für Verrenkungen und Verstauchungen,
Calcium phos. und *Symphytum* für Knochenbrüche und schlechte
Kallusbildung).
Staphisagria (4)

238

„Schuhpisser-Phänomen":
> Hepar sulf. (4—6)

Schwangerschaftsmittel
> zur *Erleichterung der Geburt,*
> in den letzten Wochen der Gravidität im Wechsel mit Pulsatilla (4)
> zu geben. Sehr bewährte Kombination.
>> Caulophyllum (6)
>> 1 x tgl.

Schwielen, schmerzhafte,
> besonders an den Füßen,
> bewährt.
>> **Antimon. crud. (4) Tbl.**
>> länger, 2—3 x 1 Tbl. tgl.

Seelische Leiden, unterdrückte,
> und ihre Folgen,
> eines der wichtigsten Mittel.
>> **Ignatia (15)**
>> rel. selten

Sepsis und septische Erkrankungen und Verläufe,
> die wichtigsten Mittel.
>> **Lachesis (12—15)**
>> **Pyrogenium (15—30)**
>> **Baptisia (2—6)**

Serosa-Schmerz, überall möglich,
> (Pleura, Peritoneum, auch periartikulär). Jede Bewegung verschlimmert! immer denken an
>> **Bryonia (2—4)**

Singultus, hartnäckig
> nach STAUFFER oft hervorragend wirksam, ein „homöopathisches Opiat".
>> **Magnesium phos. (3)**

— krampf- und schmerzhaft bei Pyrosis, vor allem bei Alkoholikern, bewährt nach STAUFFER.
>> **Acid. sulf.** (1—3)

Skrotal-Ekzem mit kleinen, heftig juckenden Knötchen, Bläschen oder Pusteln,
> typisch und spezifisch.
>> **Croton** (12)

Sonnenbrand, auch prophylaktisch wirkend.
>> **Rhus tox.** (30)

Sonnenstich und seine Folgen:

a) akut:
>> **Glonoinum** (6)

b) chronische Folgen davon:
>> **Natrium carb.** (3—4)

Speichelfluß, abnormer
>> **Pilocarpinum** (6—12)
>> oder **Jaborandi** (3—4)

Sportlermittel:
> läßt die physischen Strapazen leichter ertragen.
> (Hier ohne Rücksicht auf die Konstitution oder spezielle Indikation).
>> **Arnica** (6)

Strahlenschäden durch Röntgenstrahlen,
> das erste Mittel nach zahlr., auch amerikanischen Arbeiten.
>> **Phosphorus** (30)

Struma:

a) *harter Bindegewebskropf (fibrosa)*, wird erst — wie bei Calcium fluor. und Hepar sulf. — größer und weicher, um sich dann zu resorbieren.

Wechselnde Potenzen von 4—30, einmal täglich, dann — nach 14 Tagen — ein leichtes Jodmittel (Calcium jod.) folgen lassen.

Lapis alb. (4—30)

b) *gemischt*, fibrosa und parenchymatosa, eines der besten Kropfmittel:

Calcium jod. (3—4)

c) *parenchymatös und bindegewebig*, mit Atemnot, Herzbeschwerden, Erstickungsgefühl nach Schlaf, Atmen wie durch einen Schwamm:

Spongia (3—6)

d) *vasculosa*, „sehr wirksam".

Hamamelis ($\emptyset$—1)

e) der anämischen Kinder und Mädchen in der Pubertät, „ein gutes Mittel".

Ferrum jod. (3—6)

T-Splitter

Tubenkatarrh

1. und Otitis media acuta, fast spezifisch.

   Ferrum phos. (12) Tbl.

2. spez. nach Masern, auch bei verschlepptem Schnupfen nach Grippe etc. Milde, rahmige Nasensekrete.

   Pulsatilla (6)

3. mit Ohrenknacken beim Schluckakt, bei Husten, Niesen und Schnupfen,
   bewährt.

   Barium mur. (4—6)

4. akut und chronisch, spez. aber verschleppte Katarrhe, mit Vollheitsgefühl, Verstopfung, Knacken und Taubheit.
   Frühzeitig geben.

   Kalium mur. (6—12)

5. und Rachenkatarrh mit Schleimansammlung, Ohrenläuten und Schwerhörigkeit.

> **Mercur. dulc.** (6—10)

6. mit Ohrenklingen, Schwindel, Schwerhörigkeit, auch Ménière, mehr akut.

> **Euphorbium off.** (6—12)

7. mit zähem Sekret bei Otitis media chronica, Ohrgeräuschen und Schwerhörigkeit.
Wichtiges Schleimhautmittel.

> **Hydrastis** (1—3)

8. *chronisch*, mit Trockenheitsgefühl und Jucken in Ohr und Ohr-trompete, Ohrensausen, Knacken und Singen, Schwerhörigkeit.

> **Petroleum** (6)
> bewährt.

41. Ulcus ventriculi et duodeni

Die Homöotherapie des akuten wie des chronischen Ulkus, gleich welcher Lokalisation, ist eine dankbare Aufgabe und führt — in Verbindung mit allgemeinen Maßnahmen wie Diät, Ruhe, Entspannung und Regelung der Lebensweise — oft zum Erfolg, zumal mit dem passenden Mittel häufig auch die Ulkuspersönlichkeit als Ganzes berücksichtigt werden kann.

Manchmal ist es sinnvoll, zwei ähnlich wirkende Mittel im Wechsel zu geben.

— mit *heftigen Krämpfen* und Singultus, völliger Inappetenz, Übelkeit, Sodbrennen und Erbrechen. Hochgradige *Trockenheit des Mundes.*
Lokalisation: meist am Magenausgang, aber nicht obligatorisch.
(Atropin wirkt bei Krämpfen stärker als Belladonna).
Atropin. sulf. (4—6)

— der *kleinen Kurvatur* mit heftigem Brennen und großem Durst.
Erbrechen gleich nach dem Essen mit nachfolgender größter Schwäche, Schwindel, Ohrensausen, blassem Gesicht und warmen Schweißen.
Schmerzen strahlen in den Rücken aus, muß sich rückwärts beugen.
Appetitlosigkeit. Ekel vor Speisen. Auch bei Ulcus duodeni brauchbar, wenn diese Symptomatik.
Bismutum subnitr. (3—6)

— der *kleinen Kurvatur,* pylorusnahe, mit Brennen, Wundheitsgefühl und *Schmerzen gleich nach dem Essen!*
Saures Erbrechen nach jedem Essen und Trinken, vor allem nach Fleisch- und Biergenuß!
Auch Ulcus rotundum.
Nach Stauffer ein gutes Mittel bei akuter und chronischer Gastritis der Säufer, neben Nux vomica und Acidum sulf., und bei chronischem Magenkatarrh der Biertrinker eines der besten Mittel.
Kalium bichromic. (6—12)

— *rotundum* an der *kleinen Kurvatur.*
Ursächlich: Manager mit schweren Sorgen und Kummer.
Wird sehr empfohlen.
Lachesis (20)
10 Tage lang morgens nüchtern
3—4 Tr. in warmem Wasser.
Danach soll
Phosphorus (12)
für 3 Wochen 1—2 x tgl. folgen.

— *ventriculi aut duodeni*
speziell der Sorgenträger und Manager.
Soll sich sehr bewährt haben.
Lachesis (20)
Einnahme wie oben,
nach 10 Tagen jedoch nur noch 2 x wöchentlich!

— *duodeni* mit *Schmerzen vor allem nachts von 12 bis 2 Uhr,* mit Völle, aufgetriebenem Leib, reichlich Luftaufstoßen und *Besserung durch Essen!*

Bewegung und Rückwärtsbeugen bessern.

Mund und Hals trocken.

Völlegefühl nach wenigen Bissen.

Hartnäckige Verstopfung, selbst weicher Stuhl wird schwer entleert.

Auch Kolikanfälle und „spastisches Kolon", Cholezystopathien mit und ohne Steingalle, auch Roemheld-Komplex mit reflektorischen Herzstörungen. Neigung zu depressiven Verstimmungen. (Nach MEZGER)

Mandragora e radice (12)

— *duodeni* mit *Nüchternschmerz* (nachts und zwei Stunden nach dem Essen.

Vorübergehende Besserung durch Essen.

Sodbrennen, Übelkeit, leeres Aufstoßen.

Anacardium (12)

nur wenige, seltene Gaben, dann abwarten, da oft Erstverschlimmerung!

— *besonders schleichend verlaufende oder chronische Geschwürsprozesse,* hier eines der zuverlässigsten Mittel nach STAUFFER.

Magengegend aufgetrieben, zum Platzen. Hochgradige Flatulenz.

Heftiges, knallartiges, *explosives Aufstoßen,* schwer kommend. Übelkeit, Brechreiz.

Periodische Magenschmerzen (Nüchtern- oder Spätschmerz), langsam zu- und abnehmend, speziell *an kleiner, umschriebener Stelle zwischen Nabel und Schwertfortsatz,* oder

heftig, krampfend, nach allen Seiten, besonders nach oben ausstrahlend, besser durch Druck und Zusammenkrümmen auch nach Erbrechen.

Großer Süßigkeitshunger, spez. auf Zucker, der *aber nicht vertragen* wird: Aufstoßen, Blähsucht, Übersäuerung und starke Durchfälle (STAUFFER).

Argentum nitr. (4—6) Tbl.

wird auch gern *im Wechsel mit Atropinum sulf.* gegeben.

— mit *brennenden,* schneidenden *Magenschmerzen,* anfallsweise auftretend.

Schlimmer nach Mitternacht, mit großer Erschöpfung, Hinfälligkeit und *Angst,* mit großem Durst auf wenig Flüssigkeit, aber häufigem Trinken. Kalte Speisen und Getränke verschlimmern. Kaltes Wasser wird erbrochen, wenn es im Magen warm geworden ist.

Appetitlosigkeit, Ekel vor Speisen, Übelkeit, Sodbrennen, Erbrechen.

Besserung durch Wärme, auch warme Getränke (STAUFFER).

Arsenicum alb. (6—12)

— mit *Erbrechen unverdauter Speisen, Stunden nach dem Essen!* Großer Durst.

Meteorismus, Übelkeit, Bluterbrechen.

Auch scharfe, stinkende, blutig-schleimige Durchfälle.

Schwere Fälle mit geschwürig-entzündlicher oder narbiger Pylorusstenose.

Kreosotum (4—6)

— mit Brennen und Krampf, bitterem, saurem Aufstoßen, *Splitterschmerz* und *Blutungsneigung.*

Erbrechen von Blut und Schleim. Viel Durst, rasch gesättigt. Große allgemeine Reizbarkeit. Stinkende, scharfe Se- und Exkrete. Mehr oder weniger *kachektisches Aussehen.*

STAUFFER sah in solchen Fällen „vorzügliche Heilungen" mit

Acid. nitric. (4—6)

42. Varikosis

Die Behandlung des varikösen Symptomenkomplexes, der Varikosis und der venösen Stauungszustände mit ihren Folgeerscheinungen, ist bisher einer arzneilichen Therapie schwer zugängig.

Eine sogenannte Bindegewebsschwäche dürfte wohl in jedem Falle die Ursache der „primären Varizen" sein, ebenso wie eine Insuffizienz mehr oder weniger schlecht ausgebildeter Venenklappen und eine ererbte Disposition zu diesem Leiden allgemein.

Überstandene tiefe Thrombosen bilden oft die Ursache „sekundärer Varizen", selbst wenn es zu einer Rekanalisation kommt.

Diese Form der Varikosis soll nach ORBACH 45% aller Varizen ausmachen.

Hormonal und statisch bedingte Varikosis wird oft durch Schwangerschaften ausgelöst und begünstigt, speziell bei vorliegender Disposition.

Die geschlechtsreife Frau mit ihrem hormonell bedingten Zyklus ist — vom 30. Lebensjahr an — an der Varikosis wesentlich stärker beteiligt als der Mann (Frauen: 72,7%, Männer 27,3%).

Auch Traumen können die Ursache einer Varikosis sein, doch sind in den meisten Fällen familiäre Dispositionen nachweisbar.

Im Alter nimmt die Neigung zu Varizenbildung verständlicherweise infolge starker Bindegewebsinsuffizienz weiter zu.

Die operative Behandlung hat seit einiger Zeit starken Auftrieb erhalten, und es werden die verschiedensten Methoden praktiziert. Entscheidend ist die frühzeitige Behandlung des varikösen Symptomenkomplexes, und zwar über längere Zeiträume.

Die homöotherapeutisch in Frage kommenden Mittel sind im folgenden aufgeführt.

— *großes Venenmittel!*
Venen voll, erweitert, schmerzhaft, *Wundheits- und Zerschlagenheitsschmerz.* Venöse Stauungen, Venenerweiterungen, akute und chronische Venenentzündungen mit heftigen Schmerzen, auch Ulcera cruris varicosum.
Das „Arnica der Venen" wirkt mehr auf die Venen, Arnica mehr auf die Kapillaren. Ein „hochzuschätzendes Mittel bei fast allen Arten von schmerzhafter Venenerweiterung und ein Rivale von Pulsatilla" (STAUFFER).
Hamamelis (∅—2)

— Venosität, Gefäße erweitert, spez. Venen und Kapillaren.
Wärmegefühl der Haut, Wallungen zum Kopf, rotes Gesicht, heißer Kopf, Glieder eher kühl. *Zerschlagenheitsgefühl am ganzen Körper* (typisch), *wie geprügelt.* Varizen werden nach STAUFFER bei längerem Gebrauch bedeutend gebessert, z. T. sogar zurückgebildet (!), vor allem, wenn mit Calcium fluorat. (6) im Wechsel gegeben („hilft oft bedeutend").
Arnica (6—12—15—30)
abends eine Gabe, Potenzen wechseln, lange.

246

— *Venosität, ausgesprochen*, mit venösen Stauungen und Stasen mit blauroter Verfärbung der Akren, geschwollenen Venen, Vollheits- und Schweregefühl, Schmerzen und Stichen und Ödemneigung. Neigung zu Venenerweiterungen, zu Anschwellungen der Unterschenkel. Auch Erythrocyanosis crurum puellarum. Trotz bestehender allgemeiner Frostigkeit wird *Ruhe und Wärme schlecht vertragen, Bewegung, frische Luft* und *kühle Anwendungen bessern* Stauung, Stase und Allgemeinbefinden (typisch).

Nach STÜBLER ist der variköse Symptomenkomplex eine Domäne für

Pulsatilla (6)

— Venen zum Bersten gefüllt. Varicöse Stauungen allgemein, oft schlimmer im Liegen und nachts, besser bei körperlicher Arbeit. Spez. auch Pfortaderstauung, Hämorrhoiden und Brachialgia paraesthetica nocturna als Ausdruck einer gestörten Venomotorik.

Herzklopfen wird oft bis in die Extremitäten hinein gefühlt (KENT).

Aesculus (2—4)

— venöse Stauungen, Schwellungen der Hände und Füße.

Wirkt ähnlich wie Arnica:

Zerschlagenheitsgefühl, alle Stellen, auf denen man liegt, schmerzen. Varizen mit heftig pochenden Schmerzen im Liegen, besser bei Bewegung (STAUFFER).

Ruta (1—3)

— venöse Stauungen, besonders an den Beinen, will sie hochlagern. Varizen, Phlebitiden mit Neigung zu Thrombosen, Ulcera cruris mit brennenden Schmerzen. Venen „brüchig" mit Blutungen in die Umgebung. Eiskalte Haut.

Carbo veget. (6)

— venöse Stauungen und Varikosis überall, scharfe, stechende Schmerzen. Erschlaffung der Venenwände, *Bindegewebsschwäche* als Ursache.

Warme Anwendungen verschlimmern,
kalte bessern. Auch variköse Geschwüre, vor allem verhärtete mit indurierter Schwellung der Unterschenkel (MEZGER).

Nach KENT hervorragende Wirkung.

Calcium fluor. (6—12)

2—3tägig, lange.

Ähnlich wirkt:
Acidum hydrofluor. (6)
soll sogar zurückbilden.

— venöse Stauungen mit Hitze und Brennen, mit *Gefühl einer Last und Schwere* (typisch), überall möglich, auch in Organen, charakteristisches *Vollheitsgefühl*. Überfüllte Venen, Varizen.
Innere Hitze und Brennen.
Haut heiß und trocken.
Besserung in frischer Luft.
Aloe (6)

— venöse Stauungen überall, speziell im Kopf, im Abdomen und in den Beinen, *mehr chronisch*.
Hände und Füße meist kalt, nur nachts heiß, muß sie aus dem Bett strecken. Haut trocken mit Jucken und Brennen. Kaltes Waschen und Bettwärme verschlimmern. Saure Schweiße, unangenehme Hautausdünstungen.
Mittel steigert die Oxydation und regt die Ausscheidungsorgane an.
Bei nicht reagierenden Phlebitiden und Thrombophlebitiden oder schleichendem Verlauf sollte man nach MEZGER immer an dieses Mittel denken, auch bei chronischen Fällen.
Sulfur (6—12)

— vor allem mit nächtlichen Waden- und Schenkelkrämpfen,
sehr gute Wirkung.
Cuprum acetic. (3)

— Venen dick und hart (Phlebitis), mit Stechen und Brennen entlang der Gefäße, *Gefühl, als wolle das Bein platzen, wenn man es hängen läßt*.
Venenverhärtungen, lange bestehend. Auch Ulcera cruris, die immer wieder aufbrechen und eitern.
„Die Erfahrungen sind gut" (STAUFFER).
Vipera berus (15—30)

— bei einfacher Phlebitis werden als „die überragenden und zuverlässigen beiden Hauptmittel" von STAUFFER folgende Mittel bezeichnet, die im häufigen Wechsel gegeben werden sollen:
Hamamelis (1—3)
und **Lachesis** (12—30)

— stellen sich bei einer Phlebitis heftig stechende Schmerzen und erysipelartige Schwellungen ein, ist nach STAUFFER das Mittel der Wahl
Apis (3)

— bei Phlebitis mit Schüttelfrost, vor allem nächtlichen Brennen und Angst ist nach STAUFFER angezeigt:
Arsenicum alb. (6)

— bei Phlebitis mit fortschreitender Entzündung, drohender Sepsis und Verschlimmerung durch Druck, Berührung und Wärme.
Lachesis (12)

— bei Phlebitis mit dicken, harten Venen, Stechen und Brennen entlang der Gefäße, Gefühl, als wolle das Bein platzen, wenn es hängt Schwellungen und Ödeme, hohes Fieber, große Unruhe
Vipera berus (15—30)

— bei sich länger hinziehenden Phlebitiden sind die folgenden Mittel angezeigt. Die Entzündungen bilden sich gut zurück, eventuelle Thromben werden resorbiert und somit Komplikationen vermieden (STAUFFER).
Pulsatilla (6)
und/oder **Zincum met.** (4)

— zur *Nachkur* und zur Vermeidung von Rezidiven nimmt man nach STAUFFER noch für längere Zeit
Sulfur (6—12)
und/oder **Arnica** (6—15)

— die *zusätzliche äußere Behandlung des Ulcus cruris varicosum* besteht nach MEZGER am besten in häufigen Waschungen oder nächtlichen Umschlägen mit Zinnkrauttee oder besser Aqua silicata, unverdünnt.

43. Zystitis

Wenn auch die Chemotherapie der Zystitiden zur Zeit das Feld zu beherrschen scheint, so gibt es doch zahlreiche Fälle, in denen wir bewußt auf Antibiotika oder Sulfonamide verzichten und diese Art Behandlung der schweren und schwersten Erkrankungsformen vorbehalten wissen wollen. Andere Krankheitsbilder wiederum sind überhaupt keine Indikation für eine Chemotherapie, in einzelnen Fällen versagt sie sogar.

Die angeführten Mittel beherrschen — bei richtiger Indikation und Auswahl — ein sehr weites Feld aller Blasen- und Harnbeschwerden, besonders auch die chronischen.

Daß wir in jedem Einzelfalle auf eine eingehende klinische Untersuchung nicht verzichten sollten, versteht sich von selbst.

Regelmäßige Harnkontrollen gestatten uns, die erzielten Erfolge auch objektiv festzuhalten.

— *akuteste, heftigste Entzündung* mit *Brennschmerz* (!) und Schneiden in Blase und Harnröhre bei und nach dem Harnen. Harn oft spärlich, trübe auch blutig, schleimig, tropfenweise. Häufiger Harndrang und -zwang mit Schmerzen zum Schreien. Tenesmen an Blase und Mastdarm.
Brennen ist absolutes Leitsymptom!

chronische Reiz- und Entzündungszustände der Blase, auch Neigung zu rezidivierenden Zystitiden.
Leitsymptom auch hier: Brennschmerz!
Das erste und wichtigste Mittel!
Oft hilfreich (STAUFFER, FARRINGTON).
Sehr gute eigene Erfahrungen in akuten und chronischen Fällen.
Cantharis (6)
4—5 x tgl. bis 2—3 x wö. 5 Tr.
je nach Lage des Falles.

— *hochakut mit Fieber*, spez. nach kalten Winden oder sonstiger Kälteeinwirkung (neben Wärme und Bettruhe).

Schneidende, brennende Schmerzen und häufiger, schmerzhafter Drang. Harn spärlich. *Angstbetonte Unruhe.* Kein Tropfen Schweiß! Haut heiß und trocken. Auch Harnverhaltung nach Kälte und Schreck.
Aconitum (6)

— im gleichen Stadium, wenn Aconitum nicht bald lindert. Fieber und *Schweiße!*
Harn reichlich, ständiger Harndrang:
Belladonna (4—6)

— akut, mit ständigem Harndrang, sehr heftige Urethraschmerzen. Patient läßt sich auf alle Viere nieder, um unter Stöhnen Wasser lassen zu können (!). Tropfenweiser Abgang mit starkem Brennschmerz.
Harn enthält viel zähen, dicken *Schleim* oder roten *Sand*, massenhaft Leukozyten, aber auch Makrohämaturie.
Auch bei Nieren- und Harnsteindiathese:
Pareira brava (1)

— akut mit reichlich Harnabgang im Vergleich zu Cantharis, Harn *schleimig,* aber auch Sand oder Grieß führend. Häufiger, schmerzhafter Harndrang ohne Erleichterung durch Harnen: *Blase immer (!) wie wund und zu voll (!) mit dumpfem Schmerz.*
Brennen in der Harnröhre bei und vor allem am Ende des Harnens. Tenesmen.
Auch Reizblase und Enuresis im ersten Schlaf, besonders bei Frauen und Kindern. Großes Diureticum bei Steinleiden!
Equisetum hiemale (3—6)

— akut mit hochgradiger Entzündung und reichlich Leukozyten im Sediment. Starker, schmerzhafter *Tenesmus,* der das ganze Bild beherrscht, unabhängig von der Entleerung (!).
Auch Erythrozyturie.
Die für Mercur typ. Schweißphänomene können fehlen!
Mercur. corr. (6)

— *Trigonum-Zystitis:*
a) in der Kinderpraxis, wenn die Kinder „unruhig von Bein zu Bein trippeln und — ehe sie abgehalten werden können — die Hose eingenäßt haben" (STAUFFER).

b) mit überfallartigem Krampf, der den Patienten zwingt, sofort und unmittelbar Wasser zu lassen. Auch Reizblase und unspez. Urethritis dieses Typs.
Petroselinum (2—4)

— akut und subakut, *nach Erkältung und Durchnässung.*
Ständiger Harndrang, besonders bei kalten Füßen und Kälte. Harn trüb, sehr satzig, *schleimig,* übelriechend:
Dulcamara (2—4)

— akut und subakut, von Erkältung, besonders *von Durchnässung der Füße!* Gefühl, als sei die Blase zu voll. Brennen beim Wasserlassen, Blasenkrampf.
Urin tropfenweise, besonders auf kaltes Bier!
Dicker, gelber milder Schleim aus der Urethra.
Auch Schwangerschaftskatarrhe mit Harndrang und -zwang.
Pulsatilla (4—6)

— oder zystitische Reizung mit Harndrang und Brennschmerz, Polyurie und Blasentenesmen, spez. *nach* dem Harnen. Harn oft nur tropfenweise. Kinder schreien beim Wasserlassen (Lycopodium). Harngrieß und -sand führend, auch schleimig-eitrig und/oder Hämaturie.
Sarsaparilla (2—3)

— bei beginnender Prostatahypertrophie. Gefühl des Vollseins der Blase. Stechende Schmerzen beim Wasserlassen. Harndrang und -zwang besonders nachts. Harn trübe, auch schleimig-blutig. Blase wie überfüllt. Urinieren erschwert. Blasenhalsreizung, Harnträufeln, auch hartnäckiges Bettnässen von Blasenhalsreizung.
Kältegefühl am Genitale, am Damm.
Sabal serrulat. (1—3)

— und Reizblase, besonders bei Frauenleiden. Harn bald reichlich, bald wenig, dunkel, schleimig, mit Grieß und Sand. Harndrang sehr oft und schmerzhaft. Blasen- und Harnröhrenschmerz, auch Nierenschmerz, dumpf und drückend. (Auch bei Zystopyelitis und Steinleiden, auch bei Blasenkatarrhen mit Harnverhaltung oder -inkontinenz.)
Eupator. purp. (2—6)

— chronisch und Zystopyelitis, Harn *trüb* und *stinkend,* mit viel zähem, dunklem *Schleim,* auch bluthaltig.
Dysurie zu Beginn des Harnens. Am Damm das Gefühl, als säße man auf einem Ball.
Auch Prostatahypertrophie mit diesen Symptomen:
Chimaphila (1—3)

— in der Schwangerschaft und nach Operationen.
Brennen und Harnschneiden, besonders zum Schluß des Harnens.
Auch bei alten Leuten mit Prostatahypertrophie, bewährt nach STAUFFER:
Populus trem. (1)

— mit Druck auf der Blase, häufigem Harnen, auch erschwertem, Brennen in der Harnröhre, Urin *stinkend* mit rotem, lehmigem Satz.
Blasenschwäche und -krampf.
Auftreibung des Unterleibes.
Sepia (6)

— als Folge von Bier- und Frischmostgenuß mit Harnsperre:
Nux vomica (6)

— nach Katheterisieren, gut im Wechsel
Arnica (4)
Hamamelis (2)

— mit Blasenhalsreizung, Harndrang und schneidenden Schmerzen.
Frauenmittel:
Senecio aur. (2)
2stdl. bis 3 x tgl. 5 Tr.

Alphabetisches Mittelverzeichnis*)

Die Darstellung erfolgt so:

| Name
des homöopath. Mittels | wissenschaftlicher Name
volkstümlicher Name
Familie
Gebrauchte Teile
Wichtigste Inhaltsstoffe
Tiefste mögliche Potenz, z. T. giftig!
a) flüssig   b) fest (Tbl.) |

Abrotanum	= Artemisia Abrotanum L. = Eberraute Compositae Frische Blätter und Triebe D2 D2
Acidum benzoicum	= Benzoesäure aus Benzoeharz von Styraxarten (Siam) Harz und Säure D2 D2
Acidum formicicum	= Ameisensäure von Formica rufa D3 — (meist nur als Injektion gebraucht)
Acidum hydrocyanicum	= verdünnte Zyanwasserstoffsäure wäßrige Blausäure (HCN) D4 —
Acidum hydrofluoricum	= wäßrige Flußsäure D4 —
Acidum nitricum	= Salpetersäure (HNO_3) D3 —
Acidum phosphoricum	= Phosphorsäure (H_3PO_4) D3 D3
Acidum picrinicum	= Pikrinsäure ($C_6H_3N_3O_7$) D4 D4
Acidum sulfuricum	= Schwefelsäure (H_2SO_4) D3 —

---

*) Die Angaben stammen zum größten Teil aus dem Homöopath. Repititorium
Dr. Willmar Schwabe, Ausgaben 1954 und neueste Ausgabe.

Aconitum   = Aconitum Napellus L.
Blauer Eisenhut oder Sturmhut
Ranunculaceae
Frische ganze Pflanze zur Blütezeit
Aconitin (Alkaloid)
D3   D3

Adonis vernalis   = Adonis vernalis L.
Adoniröschen oder Teufelsauge
Ranunculaceae
Frische oberirdische Pflanze nach der Blüte
Adenidonid, Adonivernosid
Cymarin und andere Glykoside
D2   D2

Aesculus   = Aesculus Hippocastanum L.
Roßkastanie
Hippocastanaceae
Frische, geschälte Früchte (Samen)
Aescin, Flavone, Cholin, Cumarinderivate
(in Rinde und Blättern), Aesculin, Fraxin,
Fraxetin
D2   D2

Aethiops antimonialis   = Mercurius antimoniatus
Hydrargyrum stibiato-sulfuratum
Gemenge von Quecksilbersulfid und
Antimonsulfied = Spießglanzmohr
D8   D4

Aethusa   = Aethusa Cynapium L.
Hundspetersilie
Umbelliferae
Frische, blühende Pflanze mit Wurzel
D2   D2

Agaricus muscarius   = Amanita muscaria
Fliegenpilz
Agaricaceae
Frischer Pilz
Cholin, Acetylcholin, Muscarin,
Muscaridin, Bufotenin, Muscazon u. a.
D4   D4

Agnus castus   = Vitex agnus castus L.
Mönchspfeffer, Keuchbaum
Verbenaceae
Frische, reife Beerenfrüchte, getrocknet
Cineol (soll corpus-luteumartig wirken)
D2   D2

Aletris farinosa	= Aletris farinosa L.
	Bittergras. Fieber- oder Kolikwurzel,
	auch Stern- oder Runzelwurzel
	Liliaceae
	Wurzelstock
	D2 D2

Allium sativum = Allium sativum L.
Knoblauch
Liliaceae
Frische Zwiebeln
Schwefelhaltige ätherische Öle mit Methyl-,
Allyl- und Propylsulfiden, Cholin,
Vitaminen A, B1, C, Enzymen, Jod u. a.
D2 D2

Allium cepa = Allium Cepa L.
= Cepa Küchenzwiebel
Liliaceae
Frische Zwiebel
Schwefelhaltige ätherische Öle
mit Propenyl-allyldisulfid, schwefelhaltigen
Aminosäuren, Flavonen, Polysaccheriden,
Enzymen Alliinase und Arginase.
D2 D2

Aloe = Aloe socotrina
= Aloe ferox u. Aloe Africana (Miller)
Liliaceae
Getrockneter Saft der Blätter
D3 D3

Alumina Aluminiumoxyd (Al_2O_3)
Tonerde
D8 D3

Ambra = Ambra grisea
grauer Amber
Talgartiges Ausscheidungsprodukt aus den
Eingeweiden des Pottwals
D3 D3

Ammonium bromatum = Ammoniumbromid (NH_4Br)
D3 D3

Ammonium carbonicum = Ammoniumkarbonat (NH_4HCO_3)
Hirschhornsalz
D3 D3

Ammonium chloratum = Ammoniumchlorid
= A. muriaticum Salmiak
D3 D3

Ammonium jodatum = Ammoniumjodid (NH_4J)
D3 D3

Anacardium = Semecarpus Anacardium L.
Malakkanuß oder Elefantenlaus
(ostindischer Baum)
Reife, getrocknete Früchte
Anacardsäure,
Gemisch von vier Phenolen.
D3   D3

Antimonium arsenicosum = Antimonpentoxid
= arsensaures Antimon
plus: Arsentrioxid zu gleichen Teilen.
D8   D4

Antimonium crudum = Stibium sulfuratum nigrum laevigatum
Schwefelantimon oder Schwefelspießglanz
D10   D3

Antimonium tartaricum = Tartarus stibiatus
= Tartarus emeticus Antimonylkaliumtartrat
Brechweinstein
D3   D3

Apis = Apis mellifera L
Apis mellifica L
Honigbiene
Reines Bienengift enthält:
Histidin, Histamin, Hyaloronidase u. a.
D2   D2

Apocynum = Apocynum cannabinum L
Hanfartiger Hundwürger oder Indianerhanf
= kanadische Hanf
Apocynaceae
Frischer Wurzelstock
D2   D2

Aralia racemosa = Aralia racemosa L.
Amerikanische Narde
Araliaceae
Frischer Wurzelstock
D2   D2

Argentum metallicum = metallisches Silber
D8   D3

Argentum nitricum = Silbernitrat (Ag NO₃)
Höllenstein
D4   D4

Aristolochia = Aristolochia Clematis L.
Osterluzei
Aristolochiaceae
Aristolochiasäuren
D2   D2

Arnica = Arnica montana L.
Bergwohlverleih
Compositae
Getrockneter Wurzelstock
D3   D3

Arsenicum album	= Arsentrioxid (As₂ O₃)

Arsenicum album   = Arsentrioxid ($As_2 O_3$)
Acidum arsenicosum anhydricum
Weißes Arsenik
. D4   D4

Arsenicum jodatum   = Arsentrijodid (As J_3)
D 4   D 4

Arum triphyllum   = Arum triphyllum L. (Arisaema atrorubens L.)
amerikan. Aron
= Indianerrübe oder Zehrwurzel
Araceae
Frischer Wurzelstock
Vgl. auch Arum maculatum = Aronstab
D2   D2

Asa foetida   = Ferula assa foetida L.
Stinkasant, Teufelsdreck
Umbelliferae
D3   D3

Asclepias tuberosa   = Asclepias tuberosa L.
Knollige Seidenpflanze
Asclepiadaceae
Frischer Wurzelstock
(Urtinktur) = D1 —

Atropinum sulfuricum   = Atropinsulfat
Alkaloid aus Atropa Belladonna
D3   D3

Aurum   = Aurum metallicum
metallisches Goldpulver
D8   D3

Aurum jodatum   = AuJ_3
D8   D2

Avena sativa   = Avena sativa L.
Hafer
Gramineae
Frischblühende Pflanze
D2

Baptisia   = Baptisia tinctoria R. Br.
Wilder Indigo
Leguminosae
Frische Wurzel mit Rinde
Glykoside Baptisin und Baptin,
Alkaloid Cytisin.
D2   D2

Barium carbonicum   = Bariumkarbonat (Ba CO_3)
D8   D3

Barium chloratum
= B. muriaticum   = Bariumchlorid
D4   D4

Barium jodatum	=	Bariumjodid (Ba J_2) D4 D3
Belladonna	=	Atropa Belladonna L. Tollkirsche Solanaceae Frische Pflanze am Ende der Blütezeit mit Wurzelstock Atropin, L-Hyoscyamin, Cholin Scopolamin (im Wurzelstock) D3 D3
Berberis	=	Berberis vulgaris L. gemeine Berberitze oder Sauerdorn Berberidaceae Getrocknete Wurzelrinde D2 D2
Bismutum subnitricum	=	Basisches Wismutnitrat D8 D3
Bryonia	=	Bryonia dioica L. (Bryonia alba L.) rot- oder schwarzbeerige Zaunrübe, Gicht- oder Teufelsrübe Cucurbitaceae Frische, vor der Blüte gegrabene rübenförmigen Wurzeln Glykoside Bryonin, Bryresin und Bryonidin. D3 D3
Cactus	=	Cactus grandiflorus L. Cereus grandiflorus Mill. Königin der Nacht Cactaceae Frische Stengel und Blüten D2 D2
Calcium carbonicum **Hahnemanni**	=	Austernschalenkalk (Ostrea edulis) Acephala D8 D3
Calcium fluoratum	=	Calciumfluorid (Ca F_2) Flußspat D8 D3
Calcium jodatum	=	Calciumjodid (Ca J_2) D3 D3
Calcium phosphoricum	=	Calciumphosphat Calciumhydrogenphosphat D8 D3
Calendula	=	Calendula officinalis L. Ringelblume Compositae Kraut zur Blütezeit D2 D2

Camphora	=	Gereinigter Kampfer ($C_{10}H_{16}O$) aus dem Holz von Cinnemomum camphora L. (Kampferbaum: China, Japan) durch Destillation gewonnen Lauraceae D1 D2
Cantharis	=	Lytta vesicatorica Fabr. Spanische Fliege (Käfer) Coleoptera getrockneter, gepulverter Käfer D4 D4
Capsicum	=	Capsicum annuum L. Spanischer Pfeffer = Paprika Solonaceae Reife, getrocknete Früchte D3 D3
Carbo animalis	=	Tierkohle aus Rindsleder D8 D3
Carbo vegetabilis	=	Holzkohle (Rotbuchen- oder Birkenholz) D8 D3
Carduus marianus	=	Silybum marianum Gaertn. Mariendistel Compositae Reife, getrocknete Samen Silymarin, Histamin, Katechin, Tyramin u. a. D2
Caulophyllum	=	Caulophyllum thalictroides Michx. = Leontice thalictroides L. Frauenwurz Berberidaceae Frische Wurzel D2 D2
Causticum Hahnemanni	=	„Ätzstoff" Hahnemanns, aus frischem, gebranntem Kalk und saurem, schwefelsaurem Kalium D2 D2
Cedron	=	Simaruba Cedron Planch. Simarubaceae Reife Samen D2 D2
Chamomilla	=	Matricaria Chamomilla L. Echte Kamille Compositae Frische, blühende Pflanze Aether. Kamillenöl, Umbelliferon, Phytosteron u. a. D2 D2

Chelidonium	= Chelidonium majus L.
	Schöllkraut
	Papaveraceae
	Frischer Wurzelstock
	Chelidonin (papaverinähnl. Wirkung)
	und andere Alkaloide, Beberin, Fumarin u. a.
	D2 D2
Chimaphila umbellata	= Chimaphila umbellata Nutt.
	Dornblütiges Wintergrün, Winterlieb
	Pirolaceae
	Frische, blühende Pflanze
	D1 D1
China	= Cinchona succirubra Pavon.
	Chinarindenbaum
	Rubiaceae
	Getrocknete Zweigrinde
	Chinin und Chinidin und andere Alkaloide,
	Chinasäure u. a.
	D2 D2
Chininum arsenicosum	= Chininarsenit
	D4 D4
Chionanthus virginica	= Chionanthus virginicus L.
	Schneeflockenbaum
	Oleaceae
	Frische Wurzelrinde
	D1 D1
Cicuta virosa	= Cicuta virosa L.
	Wasserschierling, Giftwüterich
	Umbelliferae
	Frischer Wurzelstock zu Beginn der Blütezeit
	Alkaloide Cicutin und Cicutoxin.
	D4 D4
Cimicifuga	= Cimicifuga racemosa L.
	= Actaea racemosa L.
	Wanzenkraut oder Frauenwurzel
	Ranunculaceae
	Frischer Wurzelstock
	Alkaloid Cimicifugin, Hesperitinsäure,
	Salicylsäure u. a.
	D2 D2
Cinnabaris	= Mercurius sulfuratus ruber
	Hydrargyrum sulfuratum rubrum
	Rotes Quecksilbersulfid (Hg S)
	Zinnober
	D8 D3
Clematis	= Clematis recta L.
	Aufrechte Waldrebe
	Ranunculaceae
	Stengel, Blätter und Blüten
	Anemonin, Anemomencampher
	D2 D2

Cocculus	= Anamirta cocculus W. et Arn. Kockelskörner Menispermaceae Reife, getrocknete Früchte Pikrotoxin, Cocculin D4 D4
Coccus cacti	= Dactylopius coccus Costa Cochenille-Laus (auf Kakteen in Mexiko lebend) Hemipterae Ganzes weibliches Tier D3 D3
Coffea	= Coffea arabica L. Kaffee Rubiaceae ungeröstete, getrocknete Kaffebohne Coffein, Chinasäure u. a. D2 D2
Colchicum	= Colchicum autumnale L. Herbstzeitlose Liliaceae Frische Zwiebelknollen Colchicin (Alkaloid), Inulin, Asparagin. D3 D3
Collinsonia canadensis	= Collinsonia canadensis L. Grießwurzel Libiatae Frischer Wurzelstock D2 D2
Colocynthis	= Citrullus Colocynthis (L.) Schrad. Koloquintengurke Cucurbitaceae Reife, geschälte, entkernte Früchte D3 D3
Conium	= Conium maculatum L. Geflekter Schierling Umbelliferae Frisches, blühendes Kraut Alkaloid u. a. D3 D3
Convallaria	= Convallaria majalis L. Maiglöckchen Liliaceae Frische, blühende Pflanze Convallatoxin u. a. Glykoside D2 D2

Corallium rubrum	= Corallium rubrum Lam.
	Edelkoralle
	Anthocoae
	Kalziumkarbonat, Jod, Phosphor und
	Spurenelemente
	D8 D1
Crataegus	= Crataegus Oxyacantha L.
	Weißdorn
	Rosaceae
	Reife Früchte, Blüten und Blätter
	Cholin, Flavone, Amine, Aminopurine,
	Crategolsäure u. a.
	∅ D 2
Crotalus horridus	= Crotalus horridus = Crotalus cascavella
	Klapperschlange (Südamerika)
	Crotalinae
	Gift der Oberkieferdrüsensäcke
	Crotalotoxin, Crotactin, Crotamin,
	Fermente, Zink u. a.
	D2 D2
Croton	= Croton Tiglium L.
	Purgierkörner
	Euphorbiaceae
	Reifer, getrockneter Samen
	Crotonöl, Crotonosid (Glykosid) u. a.
	D4 D4
Cuprum	= Cuprum metallicum
	metallisches Kupfer
	D8 D3
Cuprum aceticum	= Neutrales Kupferacetat
	Grünspan
	D4 D4
Cuprum arsenicosum	= Kupferarsenit ($CuHAsO_3$)
	D8 D4
Cyclamen	= Cyclamen europaeum L.
	Alpenveilchen
	Primulaceae
	Frische, im Herbst geerntete Wurzelknolle
	Cyclamin (saponinartig)
	D2 D2
Digitalis	= Digitalis purpurea L.
	Roter Fingerhut
	Scrophulariaceae
	Frische, vor der Blüte gesammelte Blätter
	Glykoside Digitoxin, Gitoxin, Gitalin,
	Digitonin (Saponin)
	D2+ D2+

264

Dioscorea villosa	= Dioscorea villosa L. Zottige Yamswurzel (Nordamerika) Dioscoreaceae Frischer Wurzelstock nach der Blüte D2 D2
Drosera	= Drosera rotundifolia L. Sonnentau Droseraceae Frische, blühende Pflanze D2 D2
Dulcamara	= Solanum dulcamara L. bittersüßer Nachtschatten, Bittersüß. Solanaceae Junge Triebe und Blätter vor der Blüte Cholin, Solamarine, Dulcamarin (Glykosid), Kalium und SiO_2 D2 D2
Echinacea	= Echinacea angustifolia D.C. Schmalblättrige Kegelblume Compositae Frische, blühende Pflanze Ø D2
Equisetum hiemale	= Equisetum hiemale L. Schachtelhalm Equisetaceae Frische Pflanze D1 D1
Erigeron canadensis	= Erigeron canadensis L. Dürrwurz, Berufskraut Compositae Frische, blühende Pflanze. D1 D1
Eupatorium perfoliatum	= Eupatorium perfoliatum L. Wasserhanf Compositae Frische oberirdische Pflanze zu Beginn der Blüte D2 D2
Eupatorium purpureum	= Eupatorium purpureum L. Roter Wasserhanf Compositae Frischer, im Herbst gesammelter Wurzelstock D2 D2
Euphorbium	= Euphorbia resinifera Berg Euphorbiaceae Erhärteter Milchsaft der Pflanze D4 D4

Euphrasia

= Euphrasia officinalis L.
Augentrost
Scrophulariaceae
Ganze blühende Pflanze
Ø   D1

Ferrum arsenicosum

= Ferriarsenit
Basisches arsenigsaures Eisenoxyd
D8   D2++

Ferrum metallicum

= Ferrum reductum (Fe)
Metallisches Eisen
D8   D2

Ferrum phosphoricum

= Ferriphosphat
Phosphorsaures Eisen (Fe Po$_4$: 4 H$_2$O)
D8   D3

Ferrum picrinicum

= Ferropicrat oder
Pikrinsaures Eisen
Ø = D2+   D3

Flor de Piedra

= Lophophytum leandri
Steinblüte
Balanophoraceae (Südamerika)
Getrocknete Pflanze (Knolle)
D2   D2

Gelsemium

= Gelsemium sempervirens AIT
Wilder Jasmin
Loganiaceae
Frischer Wurzelstock
D3   D3

Glonoinum

= Nitroglyzerin
D4   —

Gnaphalium

= Gnaphalium obtusifolium L.
Ruhr- oder Wollkraut
Compositae
Frische, blühende Pflanze ohne Wurzel
D2   D2

Graphites

= Reißblei
natürl. vorkommendes Graphit
(enthält Kohlenstoff, Kieselsäure, Eisen,
Mangan und Spurenelemente)
D8   D3

Grindelia

= Grindelia robusta Nutt.
Kalifornien
Compositae
Getrocknetes Kraut zur Blütezeit
D3   D3

266

Guajacum
= Guajacum officinale L.
Guajakharz vom Pockholzbaum
Südamerika, Antillen
Zygophyllaceae
D2   D2

Hamamelis
= Hamamelis virginica L.
Virginische Zaubernuß
Hamamelidaceae
Rinde und Wurzelrinde
D2   D2

Hekla Lava
= Lava vom Hekla-Vulkan auf Island
Eisenoxyd, Silikate, Calcium,
Magnesium, Aluminium
D8   D2

Helleborus niger
= Helleborus niger L.
Christrose, Christwurz oder
schwarze Nieswurz
Ranunculaceae
Getrockneter Wurzelstock
Digitalisähnliche Glykoside
Hellebrin und Helleborin
D3   D3

Hepar sulfuris
= Kalkschwefelleber (Hepar sulfuris calcareum)
Inneres des Austernschalenkalks
und Schwefelblumen, gemischt nach
Hahnemann
D8   D3

Hydrastis
= Hydrastis canadensis L.
Kanadische Gelbwurz, Blutwurzel
Ranunculaceae
Getrockneter Wurzelstock
Alkaloide Hydrastin, Berberin, Canadin u. a.
D2   D2

Hyoscyamus
= Hyoscyamus niger L.
Bilsenkraut
Solanaceae
ganze, blühende Pflanze
l-Hyoscyamin, l-Hyoscin(= Scopolamin),
Atropin
D3   D3

Hypericum
= Hypericum perforatum L.
Johanniskraut
Hypericaceae
ganze, frische, blühende Pflanze
Flavonglykoside Hyperin und Hyperodid;
Hypericin, aetherische Öle etc.
D2   D2

Ignatia = Ignatia amara L.
Strychnos ignatii Berg
Ignatiusbohne (Philippinen)
Loganiaceae
Getrocknete, reife Samen
Strychnin, Brucin
D3   D3

Ipecacuanha Cephaelis ipecacuanha
Uragoga Ipecacuanha (Wild.)
Brechwurzel
Rubiaceae
Getrocknete Wurzel
Emetin, Cholin, Emetamin, Psychotrin u. a.
D3   D3

Iris versicolor = Iris versicolor L.
Buntfarbige Schwertlilie
Iridaceae
Frischer Wurzelstock
D2   D2

Jaborandi = Pilocarpus Jaborandi Holm
Jaborandistrauch (Brasilien)
Rutaceae
Getrocknete Blätter
D2   D2

Jodum = Jod (J)
D3   D3

Kalium bichromicum = Kaliumbichromat, ($K_2Cr_2O_7$)
D4   D4

Kalium bromatum = Kaliumbromid (K Br)
D3   D3

Kalium carbonicum = Kaliumcarbonat (K_2CO_3)
Pottasche
D3   D3

Kalium jodatum = Kaliumjodid (KJ)
Jodkali
D2   D2

Kalium phosphoricum = Kaliumhydrogenphosphat
Monokaliumphosphat (K H_2PO_4)
D3   D3

Kalium sulfuricum = Kaliumsulfat ($K_2 SO_4$)
D2   D2

Kalmia = Kalmia latifolia L.
Breitblättriger Berglorbeer
Ericaceae
Frische Blätter
D2   D2

Kreosotum
= Buchholzteerkreosot
Guajacol, Kreosol u. a.
D4   D4

Lachesis
= Gift von Lachesis muta
Lachesis trigonocephalus L.
Lanzenförmige Viper (Mittel- und
Südamerika)
Viperidae
Hämolysine, Hämagglutinine, Koaguline,
Antikoaguline, Hämorrhagin, Neurotoxin,
Cytolysin u. a.
D6   D6

Latrodectus mactans
= Schwarze Witwe (Spinne)
Araneideae (Arachniden)
Ganzes Tier (Amerika)
Sehr giftige, z. T. unbekannte Wirkstoffe
D8   D10

Laurocerasus
= Prunus Laurocerasus L.
Kirschlorbeer
Rosaceae
Frische Blätter
Ø D1   D2

Ledum
= Ledum palustre L.
Sumpfporst
Ericaceae
Moor- und Sumpfpflanze
Getrocknete junge Sprosse
Ledumcampher, Ericolin, aether. Öl,
Flavone u. a.
D2   D2

Lilium tigrinum
= Lilium tigrinum s. lancifoilium L.
Tigerlilie
Liliaceae
frische, blühende Pflanze
D2   D2

Lobelia inflata
= Lobelia inflata L.
Indianischer Tabak
Campanulaceae (Nordamerika)
ganze frische, blühende Pflanze
Lobelin, Lobelanin, Lobelanidin
und verschiedene Nebenalkaloide
D3   D3

Luffa
= Luffa operculata COGN
Esponjilla
Cucurbitaceae (Mittel- und Südamerika)
Reife, getrocknete Früchte
D2   D2

Lycopodium   = Lycopodium clavatum L.
                                  Bärlapp
                                  Lycopodiaceae
                                  Sporen des Bärlapp
                                  D2   D2

Lycopus virginicus   = Lycopus virginicus L.
                                  Virginischer Wolfsfuß
                                  Labiatae
                                  frische, blühende Pflanze
                                  D2   D2

Magnesium carbonicum   = basisches Magnesiumcarbonat
                                  D8   D3

Magnesium chloratum   = Magnesiumchlorid (Mg Cl$_2$)
s. muriaticum   D8   D3

Magnesium phosphoricum   = Magnesiumhydrogenphosphat
                                  phosphorsaure Magnesia (Mg HPO$_4$ 7 H$_2$O)
                                  D8   D3

Magnesium sulfuricum   = Magnesiumsulfat (Mg SO$_4$)
                                  Bittersalz
                                  D2   D2

Mandragora   = Mandragora offic. L.
                                  Alraune = Erdmännchen
                                  Solanaceae
                                  Frische Blätter
                                  D3   D3

Mandragora e radice   = Mandragora officin L.
                                  wie oben
                                  Getrocknete Wurzel
                                  D3   D3

Manganum aceticum   = Manganazetat Mn (CH$_3$COO)$_2$ + 4 H$_2$O
                                  D3   D3

Marum verum   = Teucrium marum L.
s. Teucrium marum   Katzengamander, Katzenkraut
                                  Lobiatae
                                  Frische Pflanze vor dem Aufblühen
                                  D2   D2

Melilotus   = Melilotus albus
                                  Steinklee
                                  Getrocknete Blüten
                                  D2   D2

Menyanthes trifoliata   = Fieber- oder Bitterklee
                                  Ganze frische, blühende Pflanze
                                  D2   D2

Mephitis putorius	= Mephitis mephites Schreb.
	Skunk oder Stinktier
	Mustelinae (Nordamerika)
	Sekret aus Afterdrüse
	Mercaptan und organische Schwefel-
	verbindungen
	D3 D3
Mercurius bijodatus	= Quecksilberjodid (Hg J_2)
	D4 D4
Mercurius cyanatus	= Merkurcyanid (Hg CN_2)
	D4 D4
Mercurius dulcis	= Quecksilberchlorür (Hg₂ Cl_2)
	Kalomel
	D8 D4
Mercurius solubilis Hahnemanni	= Gemenge aus Mercuroamidonitrat,
	metallischem Quecksilber und
	Quecksilberoxydul
	D8 D4
Mercurius sublimatus corrosivus	= Hydrargyrum bichloratum
	Quecksilberchlorid (Hg Cl_2)
	Sublimat
	D4 D4
Mercurius sulfuratus ruber	= Quecksilbersulfid (HgS)
s. Cinnabaris	Zinnober
	D8 D4
Mercurius vivus	= Hydrargyrum
	Quecksilber (Hg)
	D8 D4
Mezereum	= Daphne Mezereum L.
	Seidelbast
	Thymelaeaceae
	Frische, vor Beginn der Blüte gesammelte
	Zweigrinde
	D2 D2
Millefolium	= Achillea Millefolium L.
	Schafgarbe
	Compositae
	Frische, blühende Pflanze ohne Wurzelstock
	Achillein, Aconitsäure, Asparagin u. a.
	D2 D2
Myrica cerifera	= Myrica cerifera L.
	Wachsgagel
	Myricaceae (Nordamerika)
	Frische Wurzelrinde
	D2 D2

Myristica sebifera	=	Myristica sebifera Sw.
		brasilianischer Baum
		Myristicaceae
		Frischer roter Saft aus verletzter Baumrinde
		D2 D2

Naja tripudians	=	Naja naja L.
		Naja tripudians Merr
		Brillenschlange, Kobra
		Ophidia (Colubridae)
		Ostindien, China
		Sekret aus Giftdrüse
		Crotalolysin, Neurotoxine, Histolysine u. a
		D8 D8

Natrium carbonicum	=	Natriumcarbonat (Na_2CO_3)
		Soda
		D2 D2

Natrium chloratum	=	Natriumchlorid (NaCl)
s. muriaticum		Kochsalz
		D3 D3

Natrium sulfuricum	=	Natriumsulfat (Na_2SO_4)
		Glaubersalz
		D3 D3

Nux moschata	=	Myristica fragrans Houtt.
		Muskatnuß
		Myristicaceae (Ostindien)
		Getrocknete Samen
		D3 D3

Nux vomica	=	Strychnos nux vomica L.
		Brechnuß oder Krähenauge
		Loganiaceae (Ceylon, Nordaustralien)
		Reife, getrocknete Samen
		Die Alkaloide Strychnin, Brucin, Vomicin,
		Loganin und Colubrin.
		D3 D3

Oleander	=	Nerium Oleander L.
		Oleanderstrauch, Lorbeerrose
		Apocynaceae
		Frische Blätter, vor der Blüte gesammelt
		Glykoside Oleandrin, Neriin, Neriatrin,
		Adynerin, Corterenin.
		D2 D2

Opium	=	Papaver somniferum L.
		Schlafmohn
		Papaveraceae
		Getrockneter Milchsaft unreifer Fruchtkapseln
		Viele Alkaloide, u. a.: Morphin, Codein,
		Papaverin, Thebain, Narkotin usw.
		D4 D4 (Opiumgesetz!)

Paeonia officinalis	= Paeonia officinalis Retz.
	Pfingstrose
	Ranunculaceae
	Frische, im Frühjahr gesammelte Wurzel
	Alkaloid Paeonin, Arginin u. a.
	D2 D2
Pareira brava	= Chondodendron tomentosom Ruiz et Pav.
	Grieswurz
	Menispermaceae (Mittel- und Südamerika)
	Getrocknete Wurzel
	D2 D2
Paris quadrifolia	= Paris quadrifolia L.
	Einbeere, Wolfsbeere
	Liliaceae
	frische Pflanze zur Zeit der Fruchtreife
	D2 D4
Petroleum	= Steinöl, gereinigt
	D3 —
Petroselinum	= Petroselinum sativum Hoff
	Petroselinum crispum
	Krause Blattpetersilie
	Umbelliferae
	Frische, zur Blütenzeit gesammelte
	ganze Pflanze.
	D2 D2
Phellandrium	= Oenanthe aquatica
	Wasserfenchel
	Umbelliferae
	Reife getrocknet Früchte
	D3 D3
Phosphorus	= gelber Phosphor (P)
	D4 —
Phytolacca	= Phytolacca americana L.
	Phytolacca decandra L.
	Kermesbeere
	Phytolaccaceae
	Frische Wurzel, im Herbst gesammelt
	Alkaloid Phytolaccin, Phytolaccasäure u. a.
	D2 D2
Pichi — Pichi	= Fabiana imbricata
	Solanaceae
	Getrocknete Zweigspitzen
	?
Plantago major	= Plantago major L.
	Breitblättriger Wegerich
	Plantaginaceae
	Frische Pflanze
	D1 D1

273

Platinum	=	Metallisches Platin (Pt)
		D4 D8
Plumbum aceticum	=	Bleiazetat, Bleizucker
		D4 D4
Podophyllum	=	Podophyllum peltatum L.
		Maiapfel oder Entenfuß
		Berberidaceae
		Frische Wurzel im Herbst nach der
		Fruchtreife.
		D2 D2
Populus tremuloides	=	Populus tremuloides Mich
		Amerikanische Espe
		Salicaceae
		Frische innere Rinde der jungen Zweige und
		Blätter
		D2 D2
Prunus spinosa	=	Prunus spinosa L.
		Schlehe, Schlehdorn
		Rosaceae
		Frische Blüten
		D2 D2
Pulsatilla	=	Pulsatilla pratensis Mill
		Anemone pratensis L.
		Wiesenküchenschelle, Kuhschelle
		Ranunculaceae
		Frische, zur Blütezeit gesammelte Pflanze
		Anemonenkampher, Anemonin u. a.
		D2 D2
Pyrogenium	=	Extrakt aus autolysiertem Fleisch
		Kadaverin, Putrescin, Hexonbasen
		D6 D6
Ranunculus bulbosus	=	Ranunculus bulbosus L.
		Knollenhahnenfuß
		Ranunculaceae
		Frische blühende Pflanze
		D2 D2
Rheum	=	Rheum palmatum L.
		Chinesischer Rhabarber
		Polygonaceae
		Geschälter, getrockneter Wurzelstock
		D2 D2
Rhododendron	=	Rhododendron Chrysanthum Pall.
		Goldgelbe Alpenrose, Schnee- oder Gichtrose
		(Sibirien)
		Ericaceae
		Getrocknete Zweige, Blätter und Blüten
		D3 D3

Rhus toxicodendron   = Rhus toxicodendron L.
Giftsumach
Anacardiaceae
Frische Blätter
D3 D3

Rumex   = Rumex crispus L.
Krauser Ampfer
Polygonaceae
Frische Wurzel, im Frühjahr gegraben
D2 D2

Ruta   = Ruta graveolens L.
Weinraute, Edelraute
Rutaceae
Frisches Kraut, vor der Blüte
D2 D2

Sabadilla   = Schoenocaulon off.
Sabadilla officinalis
Sabadillsamen, Läusekörner
Liliaceae
Reife Samen
Veratrin, Sabadin, Sabadillin u. a.
D3 D3

Sabal serrulatum   = **Sabal serrulatum Schult.**
Serenoa repens
Zwergpalme, Sägepalme
Cupressaceae
Frische reife Beeren
D2 D2

Sabina   = Juniperus Sabina L.
Sadebaum
Coniferae
Frische Zweigspitzen
D4 D4

Sambucus nigra   = Sambucus nigra L.
Schwarzer Holunder
Caprifoliaceae
Frische Blätter und Blüten
D2 D2

Sanguinaria   = Sanguinaria canadensis L.
Kanadische Blutwurzel
Papaveraceae
Getrockneter Wurzelstock
Verschiedene Alkaloide, bes. Sanguinarin:
Chelidonsäure u. a.
D2 D2

Sarsaparilla	= Smilax utilis Eine Lilienart Smilaceae Getrocknete Wurzel D3 D3
Scilla	= Scilla maritima L. Meerzwiebel Liliaceae Frische Zwiebel D1 D1
Secale cornutum	= Claviceps purpurea Mutterkorn (Dauerform des auf dem Roggen schmarotzenden Pilzes) Pyrenomycetae Getrocknetes Mutterkorn Kristallisierende Alkaloide Ergotamin, Ergosin, Ergocristin, Ergekryptin, Ergocornin und Ergometrin, ferner: Histamin, Tyramin, Cholin, Acetylcholin u. a. D3 D3
Selenium	= Amorphes Selen (Se) D8 D3
Senecio aureus	= Senecio aureus L. Amerikan. Goldkreuzkraut Compositae Frische, zur Blütezeit gesammelte Pflanze Alkaloide Senecionin und Senecin, ferner Inulin D2 D2
Senega	= Polygala Senega L. Senegawurzel Polygalaceae Getrocknete Wurzel D2 D2
Sepia	= Sepia officinalis L. Tintenfisch Cephalopodae Inhalt des Tintenbeutels Melanin u. a. D8 D4
Silicea	= Wasserhaltige polymerisierte Kieselsäure Präzipitierte Metakieselsäure (etwa $H_2Si\,O_3$) D8 D3
Solidago	= Solidago Virga aurea Goldrute Compositae Frische Blütenstände D2 D2

276

Spartium scoparium = Sarothamnus scoparius Wimm.
Besenginster
Leguminosae
Frische Blüten
Spartein, Genistin, Sarothamnin u. a.
D2   D2

Spigelia = Spigelia Anthelmia L.
Wurmkraut
Loganiaceae
Getrocknetes Kraut
Alkaloid Spigeliin
D3   D3

Spiraea ulmaria = Filipendula Ulmaria Maxim.
Echtes Mädesüß, Wiesenkönigin
Rosaceae
Frische Wurzel
D1   D1

Spongia = Euspongia officinalis L.
Badeschwamm
Porifera
Anorganische Salze, vor allem Jodide
D2   D2

Stannum = Metallisches Zinn (Sn)
D8   D3

Stannum jodatum = Zinnjodid (Sn J4)
D8   D3

Staphisagria = Delphinium Staphisagria L.
Stephanskraut, Stephanskörner, Läusepfeffer
Ranunculaceae
Getrocknete reife Samen
Alkaloide Staphisagrin, Delphinin, Staphisin
u. a.
D3   D3

Sticta pulmonaria = Lobaria pulmonaria Hoffm.
Lungenmoos, Lungenflechte
Parmeliaceae
Frische, auf Ahorn wachsende Flechte
(Amerika)
D2   D2

Stramonium = Datura Stramonium L.
Stechapfel
Solanaceae
Frische Kraut zu Beginn der Blüte
Alkaloide Atropin, Hyoscyamin, Scopolamin
D3   D3

Strophanthus	= Strophanthus gratus (Ostafrika) Apocynaceae Reife Samen Zahlreiche Glykoside, vor allern g-Strophantin sowie Cholin D2 D3
Strychninum nitricum	= Salpetersaures Strychnin Alkaloid der Nux vomica D4 D4
Sulfur	= Sublimierter Schwefel (S) Schwefelblüte D4 D4
Sulfur jodatum	= Schmelze von Schwefel und Jod (etwa S_2J_2) D4 D4
Symphytum	= Symphytum officinale L. Beinwell, Beinwurz Borraginaceae Frische Wurzel vor Beginn der Blüte Allantoin, Asparagin und Alkaloide D2 D2
Tabacum	= Nicotiana Tabacum L. Tabak Solanaceae Nicht fermentierte Blätter des echten Havannatabakes Alkaloide Nicotin, Nicotein, Nicotinin u. a. sowie Cholin, Rutin, Cumarine D4 D4
Tarantula cubensis	= Tarantula cubensis Kubanische Tarantel = haarige Spinne Lycosidae Ganze Spinne Arachnolysin u. a. D3 D3
Tarantula hispanica	= Lycosa fasciiventris Tarantel (Spinne) D3 D3
Taraxacum	= Taraxacum officinale Wiggers Löwenzahn Compositae Ganze frische Pflanze zu Beginn der Blüte Taraxin, Taraxacin, Cholin, Inulin, Kalium u. a. D1 D1
Tartarus emeticus	= siehe Antimonium tartaricum

Terebinthina	= Oleum Terebinthinae
	Terpentinöl
	Anacardiaceae
	Äther. Öl aus dem Harz versch. Pinusarten
	(Mittelmeer)
	D2 D2

Teucrium marum verum	= Katzenkraut, Katzengamander
	Frische Pflanze vor dem Aufblühen
	(Mittelmeerländer)
	Ø —

Teucrium Scorodonia	= Teucrium Scorodonia L.
	Salbeigamander, wilder Gamander
	Libiatae
	Frisches, blühendes Kraut
	D1 D1

Thlaspi Bursa pastoris	= Capsella Bursa pastoris Much.
	Hirtentäschelkraut
	Cruciferae
	Frische, blühende Pflanze
	D1 D1

Thuja occidentalis	= Thuja occidentalis L.
	Lebensbaum
	Coniferae, Cupressaceae
	Frische Zweige vor der Blüte
	D2 D2

Trillium pendulum	= Trillium erectum L.
	Amerikan. Waldlilie
	Liliaceae
	Frischer Wurzelstock mit Wurzeln
	D1 D1

Urtica urens	= Urtica urens L.
	Brennessel
	Urticaceae
	Frische blühende Pflanze mit Wurzeln
	Ameisensäure, Histamin, Acetylcholin
	(im Brennhaar), Sekretin, Kieselsäure
	(im Blatt)
	Ø D1

Valeriana	= Valeriana officinalis L.
	Baldrian
	Valerianaceae
	Getrocknete Wurzel
	D2 D2

Veratrum album	= Veratrum album L.
	Weiße Nieswurz, weißer Germer
	Liliaceae
	Getrockneter Wurzelstock
	Mehrere Sterinalkaloide
	D3 D3

Veratrum viride	= Veratrum viride Ait.
	Grüne Nieswurz
	Liliaceae
	Getrockneter Wurzelstock
	D3 D3

Verbascum	= Verbascum thapsiforme
	Königskerze
	Scrophulariaceae
	ganze blühende Pflanze
	D2 D2

Viburnum opulus	= Viburnum opulus L.
	Gemeiner Schneeball
	Caprifoliaceae
	Frische Rinde
	D2 D2

Viola tricolor	= Viola tricolor L.
	Stiefmütterchen, Acker- oder
	Feldstiefmütterchen
	Violaceae
	Frisches, blühendes Kraut
	D2 D2

Vipera berus	= Vipera berus L.
	Kreuzotter
	Viperidae
	Frisches Schlangengift
	D6 D6

Viscum album	= Viscum album L.
	Mistel
	Loranthaceae
	Frische Beeren und Blätter zu gleichen Teilen
	Viscitoxine, biogene Amine, Cholin,
	Acetylcholin u. a.
	D1 D1

Zincum metallicum	= metallisches Zink (Zn)
	D8 D3

Zincum valerianicum	= Zinkvalerianat
	D3 D3